# GUÍA PRÁCTICA DE SALUD FEMENINA

DR. FRANCISCO CARMONA

# GUÍA PRÁCTICA DE SALUD FEMENINA

© Francisco Carmona, 2019.
© de las ilustraciones: Francisco Javier Guarga Aragón, 2019.
© de esta edición: RBA Libros, S. A., 2019.
Avda. Diagonal, 189 - 08018 Barcelona.
rbalibros.com

*Primera edición: septiembre de 2019.*

REF.: RPRA410
ISBN: 978-84-9187-477-5
DEPÓSITO LEGAL: B.16.791-2019

Coordinadora del libro: Laura González Bosquet.
Redacción: Marta Sevilla.

DÁCTILOS • PREIMPRESIÓN

Impreso en España • *Printed in Spain*

# CONTENIDO

# PRÓLOGO

De niño, cuando tenía seis o siete años, si un adulto me formulaba aquella pregunta tan típica de «¿Qué quieres ser de mayor?», yo no contestaba con un «Quiero ser médico». Yo, con seguridad y convencimiento, afirmaba: «Quiero ser ginecólogo».

Así pues, puedo afirmar que siempre, desde que puedo recordar, he querido dedicarme a esta especialidad médica.

Te preguntarás por qué. Cuando era niño deseaba ser ginecólogo porque no entendía que un hombre y una mujer estuvieran juntos y, nueve meses después, naciera un bebé «completo», una vida perfecta.

Me parecía un absoluto prodigio. A mi parecer, el óvulo y el espermatozoide se juntaban, formaban un «amasijo» de células que hablaban entre ellas, y una célula le decía a las demás: «Yo voy a ser el corazón». Y ellas contestaban: «Pues yo voy a ser el pie», «Y yo, el ojo», «Y yo...». Así, poco a poco, se organizaba la vida en el cuerpo de la mujer.

Me sentía entonces, y me siento hoy, muy atraído por este acontecimiento casi inexplicable. Me sigue fascinando y, como especialista, aún sigue pareciéndome un proceso maravilloso y casi mágico.

Primero, de niño, este tema me despertaba gran curiosidad. Después, como médico, descubrí que me sentía muy a gusto y muy cómodo ayudando a la gente al respecto y trabajando con mis pacientes en el día a día, porque me gusta el contacto diario con las personas.

Cuando mis pacientes vienen a la consulta a hacerse la revisión siempre converso con ellas, de manera que se cree una atmósfera adecuada y que, sin prisas, con confianza, vayamos dejando que aparezcan sus pequeñas —o, a veces, grandes— preocupaciones.

Entonces, cuando mi paciente me explica aquello que la inquieta, le hago preguntas al respecto y la escucho; en la consulta ella es la protagonista, el centro de nuestra atención.

Mi misión, la misión de tu ginecólogo, es escucharte, atenderte, cuidarte, darte opciones, aconsejarte y, por último, acompañarte del mejor modo posible en tus decisiones.

Por supuesto, no lo hago solo. El ser humano es complejo y resulta imposible que un solo profesional de la medicina lo sepa todo. Por eso, es imprescindible especializarse y contar con un equipo sólido formado por profesionales experimentados con el que sea posible prestar atención a todos los aspectos de la mujer.

En mi equipo trabajan expertos en fertilidad, embarazo, suelo pélvico, oncología, tratamiento del dolor… Se trata de una selección de los mejores profesionales cuya prioridad es atenderte y ayudarte en todas las áreas, circunstancias y etapas de la vida.

La mujer está en el centro de nuestro universo y mi sueño, un sueño vivo y constante en el que trabajo a diario, es proporcionar un servicio cada día más completo e integral que comprenda a la mujer en su totalidad y le haga la vida más fácil.

DR. FRANCISCO CARMONA, GINECÓLOGO

# INTRODUCCIÓN

El conocimiento te hace libre: si sabes cómo funciona tu cuerpo y qué necesita, si sabes cuándo debes acudir a tu ginecólogo, serás libre para vivir sin preocupaciones y sin angustias innecesarias. Serás capaz de cuidarte más y mejor, y podrás llevar una vida saludable llena de energía y bienestar, hacer una buena prevención y tomar las mejores decisiones.

El objetivo de esta obra es hacer accesible dicho conocimiento y poner a tu disposición, sean cuales sean tus circunstancias, una herramienta práctica para que te conozcas mejor a ti misma, lleves las riendas de tu vida sexual y reproductiva, puedas prevenir enfermedades —que cada vez son menos peligrosas gracias a su detección precoz—, y sepas cuándo acudir al médico y cómo obtener el mayor partido de los avances que ofrece la ginecología moderna.

En la primera parte de la obra, hablaremos del ciclo menstrual, una cuestión central alrededor de la cual gira todo lo relacionado con la salud ginecológica.

A continuación, conoceremos el funcionamiento del sistema reproductivo y su relación directa con las hormonas —principalmente los estrógenos y la progesterona— responsables de que en tu etapa fértil pases cada mes, con una perfección insuperable, por diferentes fases que no solamente tienen una función reproductiva, sino que influyen también en cómo sientes tu cuerpo, en tu estado de ánimo y en tu deseo sexual.

Una vez hayamos tratado el ciclo menstrual y entendamos el funcionamiento del sistema reproductivo y el mecanismo hormonal, hablaremos sobre cuestiones cotidianas como la regla —cuándo es normal y cuándo no—, los métodos más eficaces de planificación familiar y los síntomas y trastornos más comunes, que en la mayoría de casos están relacionados con la función de las hormonas.

Como no puede ser de otro modo, prestaremos especial atención a dos pilares fundamentales de la salud de la mujer del siglo XXI: el estilo de vida y la prevención.

Veremos cómo puedes mantener un estilo de vida saludable en cada etapa de tu vida, centrado principalmente en una buena alimentación y un ejercicio físico adecuado.

En cuanto a la prevención, recalcaremos hasta qué punto es importante acudir regularmente al ginecólogo para realizar revisiones periódicas que no solo te permitirán hablar y preguntar sobre cualquier tema de salud, sino que, además, gracias a los programas de prevención y detección precoz, te permitirán actuar a tiempo en caso de que aparezca una enfermedad que pueda poner en riesgo tu vida.

Por último, repasaremos los principales trastornos y enfermedades que se tratan en la consulta del ginecólogo para que tengas información detallada en caso de que te afecten en algún momento de tu vida. No olvidemos que el primer paso para combatir una enfermedad es conocerla. La información también sirve para desdramatizar y no asustarse innecesariamente ante situaciones que los ginecólogos vemos todos los días en la consulta y que podemos resolver siguiendo las pautas y el tratamiento adecuado.

Espero que disfrutes de la lectura de esta obra y, sobre todo, espero que la utilices, que la hagas tuya, porque está pensada para ti.

Por último, me gustaría que no olvidaras que siempre puedes recurrir a tu ginecólogo para hablar abiertamente con él cuando tengas dudas o necesites algún consejo sobre tu salud.

# 1

## DE NIÑA A MUJER: LA PUBERTAD Y LA APARICIÓN DEL CICLO

A menudo, cuando se acercan a la pubertad, las niñas no quieren cambiar, se sienten confusas y, con la aparición de los primeros síntomas, se enfadan con el mundo.

Si eres madre, conversa con ella, explícale con cariño y paciencia los cambios que se van a producir en su cuerpo, instrúyela sobre cómo cuidarse y enséñale que es un proceso que conviene vivir desde la normalidad.

Cada niña vive la pubertad de una manera diferente. Para algunas, el proceso será rápido, mientras que otras seguirán siendo niñas hasta los quince o dieciséis años.

Sea como sea, la pubertad, por suerte, raras veces requiere atención médica.

### CÓMO INFLUYEN LAS HORMONAS EN LOS CAMBIOS DE LA PUBERTAD

Desde un punto de vista biológico, las etapas de la vida de la mujer están marcadas por los ciclos menstruales, que empiezan en la pubertad y terminan cuando llega la menopausia.

La menstruación, a su vez, marca los ciclos reproductivos. Cada mes, un óvulo madura en el ovario y es liberado en la ovulación. Durante este proceso de maduración del óvulo, se producen hormonas que preparan el cuerpo de la mujer para un posible embarazo. Si el óvulo no ha sido fecundado, el endometrio (la membrana que recubre el útero) se desprenderá y aparecerá la regla. Este ciclo se repetirá aproximadamente cada veintiocho días durante toda la vida fértil, hasta que llegue la menopausia.

En la pubertad, los cambios empiezan en el cerebro. Poco antes de que se empiecen a notar los cambios en el cuerpo de las niñas, dos hormonas conocidas como gonadotropinas (LH y FSH) empiezan a aumentar a niveles similares a los de las mujeres posmenopáusicas.

El aumento de estas hormonas se produce unos meses antes de que empiece el desarrollo de los pechos, cuando el hipotálamo (una glándula del cerebro) estimula su liberación. En ese momento, las hormonas les «dicen» a los ovarios que empiecen a producir estrógenos, progesterona y otras hormonas. El estrógeno estimula el desarrollo de los pechos, el crecimiento de los huesos y la distribución de la grasa, mientras que la testosterona estimula los impulsos sexuales y las secreciones sebáceas culpables del acné.

Cuando se alcanza el punto álgido del desarrollo, el mecanismo central del cerebro que controla la aparición de la pubertad puede activarse gracias a la producción de estrógenos, aunque estos no procedan solo de los ovarios; la grasa corporal, por ejemplo, también es una fuente de estrógenos. Por ese motivo, las niñas con un índice de masa corporal elevado pueden empezar el proceso de la pubertad antes de lo que sería esperable y, también, tener antes la primera regla. Las niñas ciegas también suelen tener la regla antes que la mayoría, probablemente debido a las secreciones elevadas de melatonina.

Lleva algo de tiempo que los periodos se regularicen. Entretanto, la mayoría de los periodos son anovulatorios (no hay ovulación) y, probablemente, irregulares.

No debes preocuparte si en un principio tu hija tiene periodos sin ovulación, porque es habitual que entre el 25 y el 50 % de las niñas tengan periodos anovulatorios hasta cuatro años después de la primera regla.

## CÓMO FUNCIONA LA MENSTRUACIÓN

Durante cada regla, el revestimiento interno del útero se desprende y sale a través de la vagina, el pasaje que conecta los órganos reproductivos internos con los órganos sexuales o genitales externos. Este revestimiento interno está formado por un tejido especial llamado *endometrio*, que se forma cada mes acumulando los nutrientes necesarios para alimentar un óvulo fecundado o embrión en caso de embarazo.

Si la mujer se queda embarazada, el embrión anida en el útero. Si no se queda embarazada, el endometrio se desprende y se expulsa a través de la vagina en forma de regla.

El ciclo menstrual empieza el primer día del periodo y termina el día antes del periodo siguiente. La mayoría de las mujeres tienen la regla una vez al mes, pero el ciclo menstrual también puede ser más corto o más largo. Pese a que algunas mujeres tengan la regla cada veintiún días y otras la tengan cada treinta y cinco, lo más habitual es que el ciclo dure entre veinticinco y treinta días, siendo la media de veintiocho días. Muchas mujeres tienen ciclos regulares que duran exactamente el mismo número de días. En otros casos, los ciclos pueden ser irregulares. Sea como sea, todas estas opciones son completamente normales.

Es interesante saber que la ovulación se produce aproximadamente catorce días antes de la regla. Es decir, cuando los ciclos de la mujer son de veintiocho días, la ovulación se produce el día 14 del ciclo. Si los ciclos son de treinta y cinco días, la ovulación tendrá lugar el día 21. Pero si los ciclos son de veintiún días, la mujer ovulará aproximadamente el día 7. Se trata de una información muy importante para saber en qué días te puedes quedar embarazada, de lo cual hablaremos más adelante.

La regla puede durar entre tres y siete días y la cantidad de sangre que se expulsa en cada regla también puede variar de una mujer a otra. Aunque es normal tener reglas abundantes y necesitar cambiar la compresa o el tampón con frecuencia, se debe consultar al ginecólogo si estos se empapan en menos de tres o cuatro horas, si se utilizan más de seis a ocho compresas grandes o tampones al día, si se nota que la cantidad de flujo menstrual aumenta progresivamente o si la regla dura más de siete días.

El color de la sangre puede ser oscuro o rojo, dependiendo de la intensidad del flujo. Habitualmente, el flujo será más intenso los primeros días. Aunque lo normal es que la sangre de la regla no coagule, en ocasiones también es normal que se observen pequeños coágulos en el flujo menstrual. Sin embargo, si los coágulos son grandes o abundantes, debes consultar a tu ginecólogo.

## LA LLEGADA DE LA PRIMERA REGLA

Es imposible predecir con exactitud cuándo llegará la primera regla. Cuando los senos empiezan a desarrollarse, anunciando la llegada de la pubertad, puede transcurrir entre un año y medio y tres años hasta la llegada de la primera menstruación. Por ello, cuando los senos de tu hija preadolescente empiezan a desarrollarse puede ser un buen momento para hablar con ella sobre la menstruación.

Los primeros periodos no suelen ser dolorosos, si bien es cierto que cuando las niñas empiezan a ovular pueden sentir molestias, ya sea antes, durante o después del periodo. Los síntomas más comunes son dolor de vientre, dolor de cabeza, cambios de humor e hinchazón de los pechos. Aun así, el dolor debería remitir fácilmente con analgésicos o antiinflamatorios como el ibuprofeno o el paracetamol.

La menstruación puede producir algunas molestias, pero nunca consideres normal un dolor menstrual que obligue a tu hija a guardar cama o le impida ir al colegio. Acude al ginecólogo si sufre dolores muy intensos y las reglas son muy abundantes.

Al principio, la menstruación puede ser irregular y habitualmente pasan meses entre el primer periodo y el segundo. Ten en cuenta, además, que el estrés, el ejercicio físico o una mala alimentación pueden influir en la irregularidad de las reglas.

La aparición tardía de la primera regla no debe preocuparte, ya que cada niña es diferente. En general, si tu hija tiene diecisiete o dieciocho años y aún no ha tenido la regla, deberías consultar con el ginecólogo. En cualquier caso, lo mejor es aplicar el sentido común: si tu hija tiene catorce o quince años y está completamente desarrollada, pero aún no le ha venido la regla, acompáñala a la consulta del ginecólogo.

Recuerdo el caso de una chica de catorce años que se había desarrollado totalmente: era muy alta, tenía las caderas redondeadas y los pechos desarrollados por completo. Sin embargo, no le había venido la regla. Cuando acudió al ginecólogo y se le practicó un examen físico, resultó ser que no tenía útero, debido a una malformación congénita. Evidentemente, se trata de un caso extremo muy infrecuente, pero siempre hay que acudir al médico si tenemos la sensación de que el desarrollo de una adolescente no está siendo normal.

## CÓMO CAMBIA EL CUERPO EN LA PUBERTAD

Durante la pubertad, las adolescentes experimentan una serie de cambios biológicos tanto en el cuerpo como en el cerebro. Aunque muchas personas creen que la pubertad viene marcada por el inicio de la menstruación, en realidad incluye muchos otros cambios y procesos que empiezan años antes de que llegue la primera regla o menarquia. Estos cambios conducen a la plenitud de la madurez reproductiva.

Los cambios físicos que se producen durante la pubertad son muy visibles: aumenta la estatura, se desarrollan los senos, aparece vello en las axilas y los genitales y se produce un cambio de olor corporal debido a la activación de las glándulas de la piel en esas zonas. El proceso puede durar entre dos y seis años, ya que lógicamente hay chicas que se desarrollan con más rapidez que otras.

## EL DESARROLLO DE LOS PECHOS

Uno de los primeros signos que nos indican que una niña ha entrado en la pubertad es el desarrollo de los pechos.

En primer lugar, aparece un pequeño «botón» debajo de los pezones o, a veces, solamente en uno de ellos. Los llamados *botones mamarios* suelen aparecer entre los ocho y los diez años, aunque en cada niña pueden desarrollarse en un momento diferente.

La aparición del botón puede venir acompañada de un ligero dolor e incomodidad. Es importante explicar a las niñas que se trata de un cambio normal y que pasará.

Los botones mamarios son duros al tacto. Cuando aparecen simplemente bultitos blandos, seguramente se trata de un pequeño depósito de tejido graso. Aunque tu hija muestre aparentemente unos pequeños pechos, si el botón no es duro al tacto significa que el desarrollo típico de la pubertad aún no ha empezado.

Si el desarrollo de los botones mamarios se produce antes de los siete años, conviene consultar con un especialista, ya que podríamos estar ante un caso de pubertad precoz. Aun así, hay que tener en cuenta que en niñas de origen africano es normal que el desarrollo de los botones se produzca antes de los seis años. No se sabe por qué existe esta diferencia, aunque se cree que puede deberse a factores genéticos o ambientales.

Después del desarrollo del pezón, la aureola se extenderá y será más grande. Cuando un pecho se desarrolla antes que el otro, muchos padres se alarman y acuden al médico, pero en realidad no nos debería preocupar en absoluto.

El tamaño de los pechos se equilibrará aproximadamente en un año, aunque hay que tener en cuenta que los pechos «asimétricos» son mucho más frecuentes de lo que pensamos en las mujeres adultas y que es algo totalmente normal. Hasta que la niña tenga aproximadamente dieciocho años, los pechos pueden seguir desarrollándose.

## LA APARICIÓN DEL VELLO

La mayoría de las niñas tendrán vello púbico antes de que los pechos empiecen a crecer. Al principio, el vello es liso y suave, pero a medida que vaya creciendo se irá rizando y endureciendo, y se extenderá hasta la parte inferior del abdomen y las ingles. El vello axilar empezará a aparecer paralelamente o hasta dos años después de la aparición del vello púbico.

## EL OLOR CORPORAL

Durante la pubertad se suda más y cuando este sudor se combina con bacterias, aparece el olor corporal y, a menudo, un olor de pies desagradable.

Para solucionar fácilmente el problema, enseña a tu hija a ser cuidadosa con su higiene y recomiéndale que se vista con tejidos naturales —que ayudarán a que el olor no quede impregnado en la ropa—, que utilice calcetines de algodón, que cambie de zapatos con frecuencia y que evite el calzado confeccionado con materiales sintéticos o plásticos.

Si además a tu hija le sudan mucho las manos, es conveniente que evite las cremas hidratantes. Puede utilizar un desinfectante de manos alcohólico, que la ayudará a mantener las manos secas.

## LA APARICIÓN DE GRANITOS

Los típicos granitos que salen en la cara y en la espalda durante la adolescencia se llaman *acné*, y se producen por el inicio de la secreción de hormonas en la pubertad.

La higiene es la mejor forma de mantener a raya el acné. Cómprale a tu hija un limpiador facial neutro y enséñale a utilizarlo tres veces al día. Además, las cremas y maquillajes que utilice deben ser «no comedogénicos». Si el problema se agrava, hay que acudir al dermatólogo.

## EL PESO EN LA ADOLESCENCIA

La aparición de grasa en el vientre puede ser muy común en la preadolescencia, porque el cuerpo de tu hija empieza a redondearse y se prepara para el cambio.

Los estereotipos actuales pueden hacer que en esta etapa las niñas no se sientan cómodas con su cuerpo. Por esta razón, es muy importante que los padres sean conscientes de que la aparición de grasa en la cintura, que posteriormente dará forma a las caderas, es algo totalmente normal en esta fase del crecimiento, y que es conveniente ayudar a sus hijas a sentirse bien consigo mismas.

Ten en cuenta que la delgadez exagerada no es deseable en esta etapa, pero que también hay que tener cuidado con el exceso de peso en la niñez y la adolescencia. Según un estudio publicado por la revista *Pediatrics*, tener sobrepeso a los tres años o ganar muchos kilos antes de los seis se traduce en un desarrollo sexual precoz. De hecho, por cada punto que aumenta el índice de masa corporal (IMC) de una niña a los tres años, las posibilidades de que alcance la pubertad a los nueve crecen un 44 %.

En esta etapa, tanto fomentar la práctica de deporte al aire libre como enseñar a las niñas a comer de forma saludable es fundamental.

### CÁLCULO DEL ÍNDICE DE MASA CORPORAL
Si quieres calcular el índice de masa corporal (IMC) de una adolescente, tendrás que seguir los pasos siguientes:

1. Multiplica la estatura por la estatura (en metros). Por ejemplo: $1,47 \times 1,47 = 2,16$ m$^2$
2. Divide los kilos entre los metros cuadrados resultantes del paso 1.

3. Localiza en la tabla siguiente la edad de tu hija y compara los valores con los resultados que has obtenido.

| EDAD (AÑOS) | MUJERES | | | |
|---|---|---|---|---|
| | Bajo Peso | Normal | Sobrepeso | Obesidad |
| 10 | ≤13,5 | 16,6 | ≥19,0 | ≥22,6 |
| 11 | ≤13,9 | 17,2 | ≥19,9 | ≥23,7 |
| 12 | ≤14,4 | 18,0 | ≥20,8 | ≥25,0 |
| 13 | ≤14,9 | 18,8 | ≥21,8 | ≥26,2 |
| 14 | ≤15,4 | 19,6 | ≥22,7 | ≥27,3 |
| 15 | ≤15,9 | 20,2 | ≥23,5 | ≥28,2 |
| 16 | ≤16,2 | 20,7 | ≥24,1 | ≥28,9 |
| 17 | ≤16,4 | 21,0 | ≥24,5 | ≥29,3 |
| 18 | ≤16,4 | 21,3 | ≥24,8 | ≥29,5 |
| 19 | ≤16,5 | 21,4 | ≥25,0 | ≥29,7 |

## LOS CAMBIOS SON NORMALES

La edad generalmente aceptada como «normal» para que una niña alcance la pubertad es a partir de los diez años. Es importante que le enseñes a tu hija que todos los cambios que experimentará son normales.

En los meses previos al primer periodo, es habitual que se incremente el flujo vaginal. Se trata de un flujo blanco, bastante líquido o ligeramente amarillento, resultado del aumento de las secreciones vaginales producidas por los estrógenos. Si tu hija se alarma ante la aparición de este flujo, explícale que es completamente normal.

El surgimiento de la atracción sexual también es característico de esta época. Es posible que tu hija empiece a masturbarse. Es totalmente natural y nunca debes avergonzar a tu hija por tener estos impulsos, que aprenderá a comprender y controlar si le ofreces una educación sexual saludable.

En todo caso, cuando el desarrollo sexual se avanza existen algunos riesgos, como las relaciones sexuales y el consumo de alcohol prematuro.

## EL DESCUBRIMIENTO DEL SEXO

Según el estudio «Los jóvenes y el sexo», realizado por Control en 2017 y en el que se entrevistó a dos mil personas, los jóvenes afirman haber tenido su primer contacto sexual antes de los dieciocho años, más concretamente con 17,7 años de media en España.

Desde el punto de vista de la salud, los padres podemos ayudar a nuestras hijas a evitar enfermedades y embarazos no deseados ofreciéndoles información y apoyo constante.

Entre las medidas que deberíamos tomar están las siguientes:

- Mantener una actitud abierta y sincera con tu hija para que no se sienta cohibida cuando tenga alguna duda, y que de esta manera establezca contigo una comunicación fluida y sana.
- Explicarle que ella decide y que solo debe mantener relaciones sexuales si lo desea: es importante que aprenda que siempre puede decir «no».
- Recomendarle que utilice un método anticonceptivo doble: pastillas hormonales —para evitar el embarazo— y preservativo —para prevenir el contagio por enfermedades de transmisión sexual—.

- Promover que no empiece a tener relaciones sexuales a una edad muy temprana.

## EL USO DE TAMPONES, COPA MENSTRUAL O COMPRESAS

La aparición de la primera menstruación se ha adelantado en los últimos años y en la actualidad empieza alrededor de los doce años.

A esta edad, aunque la primera menstruación viene acompañada de otros cambios, como el desarrollo corporal y la aparición de los impulsos sexuales, no podemos olvidar que la madurez psicológica está todavía lejos de consolidarse y que, en muchos casos, a tu hija puede resultarle difícil asumir lo que comporta este cambio radical en su organismo.

Como no siempre es fácil aceptar los cambios, nunca hay que forzar a una niña de once o doce años a utilizar un tampón. Aunque no existe ninguna razón médica que lo contraindique, es importante que la niña sea quien decida libremente cuándo ha llegado el momento de usarlo.

Para que le resulte más fácil ponerse el tampón por primera vez, conviene elegir un día en que la regla sea abundante, porque el sangrado actuará como lubricante y facilitará la introducción del tampón.

El tampón no supone ningún riesgo si se utiliza con cuidado, aunque siempre hay que cambiarlo con frecuencia para evitar problemas. Las primeras veces que se usa es recomendable cambiarlo cada cuatro o seis horas, y en ningún caso debe usarse más de doce horas seguidas, ya que podría producirse un choque tóxico.

El choque tóxico puede producirse si el tampón lleva demasiadas horas en la vagina, ya que favorece la proliferación de bacterias. Una infección de estreptococos y estafilococos puede pasar a la sangre y producir el choque, que podría tener efectos mortales.

Por otra parte, es conveniente recordar que el uso del tampón no afecta al himen, ya que este es elástico. Con el tampón no se pierde la virginidad, pero sí se pierde al tener una relación sexual con penetración.

En cuanto a las copas menstruales, no deben utilizarse hasta que las chicas tengan relaciones sexuales, ya que es cuando su uso es más seguro. Antes de ese momento, la copa en una vagina inmadura podría causar alguna lesión, especialmente en el momento de extraerla.

## PERIODOS IRREGULARES EN ADOLESCENTES

Como hemos comentado anteriormente, es muy habitual que las adolescentes tengan periodos irregulares durante los primeros años de la menstruación. En estos casos no hay que preocuparse, porque lo más habitual es que la regla se vaya regularizando de forma progresiva.

Estos ciclos irregulares suelen darse durante los dos primeros años de menstruación. Algunas mujeres los tienen durante toda su vida, pero la mayoría puede calcular cuándo, más o menos, le vendrá la próxima regla.

El ciclo de veintiocho días del que se hablaba tradicionalmente no es lo habitual y puede considerarse simplemente una media. Un ciclo se considera normal si dura entre veintiún y treinta y cinco días. No obstante, en ocasiones puede haber un mes en que no se tenga la regla, dado que los ciclos se ven afectados por el desarrollo general del organismo.

Enseña a tu hija a reconocer los signos que indican que la regla está cerca. Si tiene periodos irregulares, dile que lleve siempre una compresa en la mochila, para que esté preparada por si le viene de forma inesperada. Toma nota de cuándo le viene la regla y cuándo se acaba. Así, cuando vayas al médico, este podrá saber si la irregularidad de sus periodos está dentro de la normalidad.

Hay diversos factores externos que pueden causar periodos irregulares:

- el exceso de ejercicio físico
- el rápido aumento o pérdida de peso
- una mala alimentación
- los trastornos alimentarios
- el exceso de estrés
- el uso de medicamentos
- el consumo de drogas

Si crees que alguno de estos factores está influyendo en los periodos irregulares de tu hija, consúltalo con el médico.

La duración de la regla y la cantidad de sangre que se expulsa depende, entre otras cosas, de la cantidad de hormonas que el cuerpo esté fabricando. Por eso, en la época de crecimiento es normal que, cuando hay variaciones en el ciclo hormonal, las haya también entre un periodo y otro.

Si después de varias reglas regulares pasan varios meses hasta la siguiente, estamos ante un episodio de amenorrea (falta de regla). Si esta situación se alarga más de tres meses, conviene consultar al ginecólogo.

El embarazo es otra razón obvia por la que puede faltar una regla. Si tu hija es sexualmente activa y deja de tener la regla, puede estar embarazada. La mejor forma de evitar embarazos no deseados es tener una actitud abierta con tu hija y ayudarla a acceder a información sobre métodos anticonceptivos y educación sexual.

## CUÁNDO DEBES LLEVAR A TU HIJA AL GINECÓLOGO

Las mujeres deben empezar a visitar regularmente al ginecólogo cuando comienzan a ser activas sexualmente. Sin embargo, en el caso de niñas y adolescentes hay ciertas situaciones en las que es necesaria la atención ginecológica.

Si tu hija adolescente presenta alguno de los síntomas siguientes, debes ponerte en contacto con el pediatra o ginecólogo:

- Un cambio repentino e injustificado en sus periodos.
- Un sangrado menstrual intenso que requiere el uso de más de seis a ocho compresas higiénicas o tampones por día durante más de siete a diez días.
- Un sangrado continuo entre periodos.
- Dolor abdominal intenso durante la menstruación.

En la infancia, las situaciones más frecuentes para la consulta con el ginecólogo son las siguientes:

- **Infecciones vulvares y vulvovaginales:** casi siempre se deben a una mala higiene y es la patología más habitual en niñas y adolescentes.
- **Coalescencia labial:** se da en niñas pequeñas y es una formación anómala de los labios menores que puede cerrar la entrada a la vagina. Normalmente se soluciona de forma espontánea cuando llega la pubertad.
- **Pubertad precoz:** está relacionada con el crecimiento y se produce cuando los signos de la pubertad aparecen antes de los ocho años (vello púbico, desarrollo mamario, etc.). La pubertad precoz debe estudiarse, ya que puede afectar al crecimiento posterior de la niña.

- **Trastornos menstruales:** reglas muy dolorosas y abundantes, amenorrea e irregularidad, entre otras, son las causas más frecuentes de consulta al ginecólogo durante la adolescencia. Normalmente se soluciona fácilmente con medicación, pero es necesario hacer un seguimiento adecuado.

La atención médica a niñas y adolescentes debe ser siempre confidencial y respetuosa con su intimidad, ya que la mayoría de las veces pueden sentirse avergonzadas o asustadas. La información y el acompañamiento de los padres son fundamentales para que las niñas con trastornos ginecológicos vivan esa situación con tranquilidad y sin que su desarrollo físico y psicológico se vea afectado.

# 2

## LA MADUREZ DE LA MUJER

Durante la madurez, muchas mujeres tienen inquietudes o pequeñas preocupaciones que acaban por plantearle a su médico en las revisiones ginecológicas si en la consulta hay un ambiente de confianza adecuado.

Es importante y muy útil saber, por ejemplo, que la regla no debe doler —en caso de que duela hasta incapacitarnos, no debemos aceptarlo como «algo normal», sino que hay que proceder adecuadamente—; cómo podemos descubrir el funcionamiento de los días fértiles; qué pasa en el cuerpo durante el ciclo menstrual; cuál es la mejor manera de mantener la higiene; cómo reducir o evitar las molestias, y si se pueden mantener relaciones sexuales con la regla.

### EL FUNCIONAMIENTO DEL CICLO MENSTRUAL

Como ya sabes, la menstruación es el desprendimiento del revestimiento del útero (el endometrio), que va acompañado de sangrado.

Excepto durante el embarazo, la menstruación ocurre a lo largo de toda la vida reproductiva de la mujer en ciclos aproximadamente mensuales. El ciclo reproductivo comienza con la primera regla (menarquia) y termina con la última (menopausia).

El sangrado menstrual dura de tres a siete días, con un promedio de cinco días. El ciclo menstrual comienza con el primer día de sangrado —que se cuenta como día 1— y termina justo antes del siguiente periodo menstrual. A menos que el sangrado sea muy intenso, la sangre menstrual generalmente no se coagula, a diferencia de la sangre que resulta de una lesión.

Los ciclos menstruales normalmente oscilan entre veinticinco y treinta y dos días (aproximadamente), aunque se considera normal una duración de entre veintiún y treinta y cinco días. Solo entre el 10 y el 15 % de las mujeres tienen ciclos de exactamente veintiocho días.

Además, en al menos el 20 % de las mujeres los ciclos son irregulares, es decir, que no todos los meses duran el mismo número de días. Por lo general, los intervalos entre periodos son más irregulares en los años inmediatamente posteriores al inicio de la menstruación y antes de la menopausia.

## EL PAPEL DE LAS HORMONAS EN ESTE PROCESO

El ciclo menstrual está regulado por dos hormonas: la hormona luteinizante (LH) y la hormona estimulante del folículo (FSH), que son producidas por la glándula pituitaria, también llamada hipófisis.

Ambas hormonas promueven la ovulación y estimulan a los ovarios para que produzcan estrógeno y progesterona. A su vez, el estrógeno y la progesterona estimulan el útero y los pechos para que se preparen para una posible fertilización.

Por lo tanto, podemos decir que hay dos ciclos que se desarrollan al mismo tiempo:

- El ciclo ovárico: es el ciclo que va de la maduración de un folículo ovárico a la liberación de un óvulo, seguido de la formación de un cuerpo lúteo. Si no se produce un embarazo, este cuerpo lúteo desaparece y vuelve a empezar el ciclo.
- El ciclo menstrual o endometrial: consiste en el crecimiento del revestimiento del útero (endometrio) y en la acumulación en el mismo de sustancias nutrientes, a la espera de que un óvulo sea fecundado. Cuando el ovulo no es fecundado, se produce la menstruación.

Los dos ciclos, el ovárico y el menstrual, están regulados por las hormonas producidas por el hipotálamo y la hipófisis (ambos en el cerebro), así como los folículos de los ovarios.

## EL CICLO OVÁRICO

El ciclo de maduración del óvulo se produce en tres fases:

1. Fase preovulatoria o folicular
2. Fase ovulatoria
3. Fase posovulatoria o lútea

### FASE PREOVULATORIA O FOLICULAR

La fase preovulatoria empieza el primer día del ciclo, es decir, el primer día de la menstruación. Durante esta fase, uno de los folículos —formados por óvulos inmaduros u ovocitos— almacenados en los ovarios madurará.

Durante la primera mitad de esta fase, la hormona FSH aumenta ligeramente y estimula varios folículos, aunque solo uno de ellos será el que madure mientras que el resto morirá.

Las células de este folículo que está creciendo producen estrógenos. Unos días antes de la ovulación, se origina la máxima producción de estrógenos y, a continuación, se da una mayor producción de hormonas LH y FSH.

En promedio, esta fase dura aproximadamente trece o catorce días (tiende a acortarse cerca de la menopausia) y termina cuando el nivel de la hormona LH aumenta y provoca la liberación del óvulo (ovulación), que marca el inicio de la siguiente fase.

## FASE OVULATORIA

Durante la fase ovulatoria, el folículo se rompe y el ovocito maduro se libera y es atraído por las trompas de Falopio, donde podrá ser fecundado por los espermatozoides.

Como hemos visto, esta fase comienza con un aumento de los niveles de la hormona luteinizante (LH), que estimula la liberación de óvulos (ovulación), y de la hormona estimulante del folículo (FSH).

Este aumento del nivel de LH, conocido como «pico de LH», es el que se utiliza en los tests ovulatorios para detectar la presencia de la hormona en la orina.

Estos tests sirven para que las mujeres que desean quedarse embarazadas sepan cuándo comienzan sus días fértiles, pero también pueden utilizarse como método anticonceptivo por parte de aquellas mujeres que, por motivos personales, no desean utilizar anticonceptivos hormonales ni preservativos. Al conocer el inicio de los días fértiles, pueden evitar mantener relaciones sexuales en esa etapa y evitar así el embarazo.

En el momento de la ovulación, algunas mujeres sienten un ligero dolor (dolor periovulatorio) en un lado de la parte inferior del abdomen. Puede durar desde unos pocos minutos hasta unas pocas horas. Se siente generalmente en el mismo lado donde se encuentra el ovario que liberó el óvulo, pero se desconoce la causa precisa del dolor. Puede aparecer antes o después de la ruptura del folículo y no tiene por qué ocurrir en todos los ciclos.

Sin embargo, en algunos casos se puede producir una pequeña hemorragia procedente del lugar de donde ha salido el óvulo. Esto puede causar un dolor más intenso y duradero de lo normal. Lo habitual es que este problema se resuelva solo, pero en ocasiones la hemorragia puede precisar una intervención quirúrgica. Por lo tanto, si el dolor durante tu ovulación es más intenso y duradero de lo normal, acude al ginecólogo.

Los óvulos no se liberan de forma independiente de cada ovario. Ambos ovarios forman parte de un solo órgano, es decir, es como si los dos fueran uno solo. Si se extrae un ovario, el otro seguirá liberando óvulos cada mes, sin que se adelante la edad de la menopausia.

Imagina que los ovarios son una sola bolsa de óvulos. Cuando todos los óvulos han desaparecido, llega la menopausia. La edad de la menopausia dependerá del número de óvulos que había al principio y la velocidad a la que han ido muriendo. Los óvulos de más calidad son los que desaparecen a edades más tempranas. Por este motivo, en la madurez los óvulos que quedan suelen ser los de menor calidad, y esta es la razón por la que hay mayores dificultades reproductivas a medida que se tiene más edad.

## FASE POSOVULATORIA O LÚTEA

En esta fase, los niveles de las hormonas LH y FSH disminuyen. El folículo roto se cierra después de liberar el óvulo y las células que han quedado allí cambian y forman el cuerpo lúteo o cuerpo amarillo, que produce progesterona. Durante la mayor parte de esta etapa, el nivel de estrógeno es alto. La progesterona y el estrógeno hacen que el revestimiento del útero se espese más, para prepararse para una posible fertilización. Este aumento en los niveles de estrógeno y progesterona también hace que se dilaten los conductos de la leche en los pechos y, como consecuencia, los pechos pueden hincharse y volverse sensibles.

Si el óvulo no es fertilizado, a los catorce días de la ovulación el cuerpo lúteo degenera y ya no produce progesterona. El nivel de estrógeno disminuye, las capas superiores del endometrio se rompen, se desprenden y se produce el sangrado menstrual (el inicio de un nuevo ciclo menstrual).

En cambio, si se produce la fertilización y se implanta el embrión, algunas células empezarán a producir una hormona llamada *gonadotropina coriónica humana*. Esta hormona mantiene el cuerpo lúteo, que continúa produciendo progesterona hasta que el feto en crecimiento pueda producir sus propias hormonas. Las pruebas de embarazo se basan en la detección de la presencia de gonadotropina coriónica humana.

## LAS HORMONAS RESPONSABLES DEL CICLO OVÁRICO

Las hormonas responsables del ciclo ovárico se producen en la hipófisis (FSH y LH) y en los ovarios (estrógenos y progesterona). Veámoslas:

- **Hormona foliculoestimulante (FSH).** Empieza a secretarse al inicio del ciclo sexual y su función consiste en estimular al ovario para que se desarrollen los llamados *folículos antrales*, que son unas estructuras llenas de líquidos que contienen a los óvulos en diferentes estados de maduración.
- **Hormona luteinizante (LH).** Es la encargada de desencadenar la ovulación una vez el óvulo contenido en el folículo ha madurado por completo.
- **Estrógenos.** Son secretadas por el ovario a medida que los folículos se van desarrollando. Tienen una función

reguladora de todo el ciclo menstrual, además de intervenir en el desarrollo sexual de la mujer.

- **Progesterona**. Es secretada por el ovario después de la ovulación. Su función principal consiste en aumentar el grosor del endometrio para que el embrión se pueda implantar y tenga lugar el embarazo.

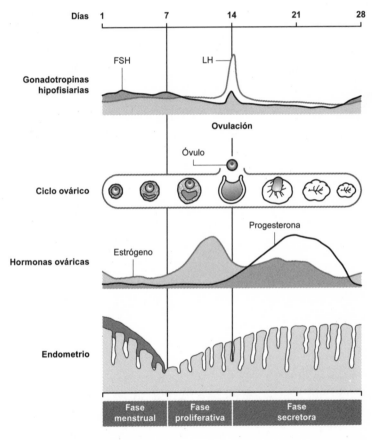

En este gráfico se observa cómo intervienen las hormonas en la maduración del óvulo y el endometrio a lo largo del ciclo menstrual.
*Fuente*: http://www.edu.xunta.gal/centros/ieschapela/gl/system/files/EL+CICLO+FEMENINO.pdf

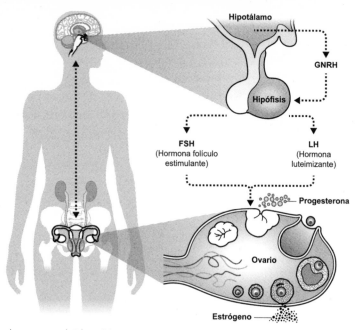

Las hormonas y el ciclo ovárico
*Fuente*: https://aesopspain.org/sop/ciclo-ovarico/

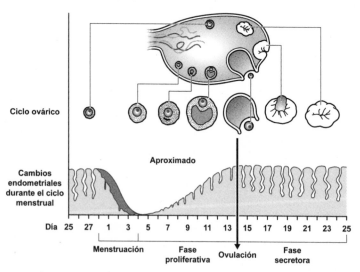

Cambios en el endometrio y el óvulo durante el ciclo menstrual
*Fuente*: http://www.edu.xunta.gal/centros/ieschapela/gl/system/files/EL+CICLO+FEMENINO.pdf

# EL CICLO MENSTRUAL O ENDOMETRIAL

El ciclo menstrual o endometrial, igual que el ciclo ovárico, está controlado por las hormonas.

Paralelamente al ciclo ovárico, en el útero se produce un proceso de preparación para el embarazo. El endometrio se va engrosando y crea un lecho cómodo y nutritivo para albergar a un posible óvulo fecundado.

El ciclo menstrual o endometrial tiene tres fases: la fase menstrual, la fase proliferativa y la fase secretora.

### FASE MENSTRUAL

Al inicio del ciclo, durante la menstruación, el endometrio —la capa interna del útero— se desprende. Al terminar la menstruación, el útero queda recubierto por una capa fina, llamada *capa basal*.

### FASE PROLIFERATIVA O PREOVULATORIA

La fase proliferativa se extiende desde el final de la menstruación hasta la ovulación y es paralela a la fase folicular ovárica, durante la cual, como hemos visto anteriormente, el folículo libera estrógenos. Gracias a la acción de los estrógenos, el grosor del endometrio aumenta y llega a alcanzar diez veces su volumen inicial.

Al final de esta fase, el grosor medio del endometrio es de unos 6-8 mm, y empiezan a formarse las llamadas glándulas endometriales.

### FASE SECRETORA O POSOVULATORIA

La fase secretora está influenciada por la producción de progesterona en el cuerpo lúteo o cuerpo amarillo, que como ya hemos visto aparece después de la ovulación y dura catorce días si no hay fecundación.

Las glándulas endometriales empiezan a secretar un líquido espeso rico en nutrientes para prepararse para la implantación del óvulo fecundado.

Al final de esta fase, entre los días 25 y 28 del ciclo, se produce la fase premenstrual, en la que los niveles hormonales disminuyen. Al no haber fecundación, el cuerpo se prepara para iniciar un nuevo ciclo menstrual.

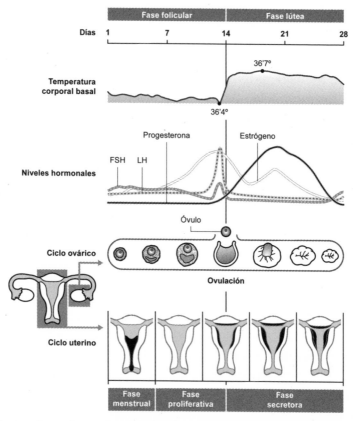

En este gráfico se observa cómo se produce el momento fértil en el ciclo menstrual.
*Fuente:* https://es.wikipedia.org/wiki/Ciclo_sexual_femenino#/media/File:MenstrualCycle2_es.svg

# EL PERIODO FÉRTIL

El periodo fértil, entre tres días antes y dos días después de la ovulación, es el momento en el que la mujer tiene mayor probabilidad de embarazo.

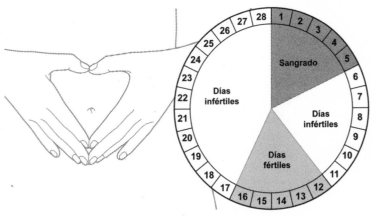

Días fértiles e infértiles durante el ciclo
*Fuente*: https://www.explicacion.net/wp-content/uploads/2018/10/calendario-ciclo-de-la-menstruacion.jpg

Para saber cuándo estás en etapa fértil, puedes fijarte en algunos síntomas característicos:

- El flujo vaginal es transparente y forma hilos que facilitan el paso de los espermatozoides.
- La sensibilidad en los pechos incrementa.
- Se produce un dolor leve en la zona del útero.

Si quieres quedarte embarazada, los tests de fertilidad que miden el nivel de hormona LH pueden ayudarte a determinar el momento en que eres fértil.

Este mismo sistema, como hemos comentado anteriormente, puede utilizarse como método anticonceptivo. Si sabes cuándo eres fértil, puedes dejar de mantener relaciones sexuales durante esos días para evitar quedarte embarazada.

## LOS CICLOS IRREGULARES

El ciclo se considera irregular cuando tiene una duración diferente cada mes y no se sabe con exactitud cuándo va a bajar la regla. Normalmente esta variabilidad se da en la fase preovulatoria, ya que la fase lútea suele ser muy estable —dura unos catorce días—.

Los ciclos irregulares son muy habituales y no deben ser motivo de preocupación. Aun así, en ocasiones se pueden deber a causas externas, así que si la irregularidad te inquieta lo más adecuado es consultar a tu ginecólogo.

Algunas de las causas externas que motivan la irregularidad del ciclo pueden ser las siguientes:

- pubertad
- lactancia o posembarazo
- premenopausia
- factores psicológicos y emocionales
- trastornos alimentarios
- actividad física excesiva
- adelgazamiento excesivo
- anticonceptivos hormonales
- endometriosis
- hipertiroidismo
- fibromas uterinos
- enfermedad inflamatoria en la pelvis
- fallo ovárico oculto y síndrome de ovario poliquístico

## CUÁNTO DUELE LA REGLA

El dolor menstrual o dismenorrea es muy frecuente en la mayoría de las mujeres. Se produce especialmente al principio de la menstruación y va disminuyendo en los días siguientes. Normalmente se presenta en forma de molestias en la parte baja del abdomen, aunque también puede extenderse a la parte baja de la espalda o producir náuseas y dolor de cabeza.

Es muy importante que tengas en cuenta que durante la regla y la ovulación solo es normal el dolor moderado. Si en una escala del 1 al 10 —siendo 1 ausencia de dolor y 10 el dolor máximo que podrías soportar— calificas tu dolor en un 4 o más, acude a tu ginecólogo.

Hay dos tipos de dolor menstrual, la dismenorrea primaria y la secundaria, y cada una tiene diferentes causas.

La dismenorrea primaria es el tipo más común de dolor menstrual. Por lo general, el dolor comienza en la juventud, justo después de comenzar a tener periodos menstruales. A menudo, a medida que pasan los años el dolor se va reduciendo, y también puede disminuir después de haber dado a luz.

La causa de este dolor suele deberse a un exceso de prostaglandinas, hormonas producidas por el útero que hacen que sus músculos se contraigan y se relajen, provocando calambres. El dolor puede comenzar uno o dos días antes del periodo y normalmente dura unos pocos días, aunque en algunas mujeres puede alargarse durante más tiempo.

La dismenorrea secundaria está causada por enfermedades como la endometriosis, la fibromatosis y la miomatosis uterina, que afectan al útero u otros órganos reproductivos. El dolor puede comenzar antes de que empiece el periodo y continuar hasta después de que termine. Es común que este tipo de dolor empeore con el paso del tiempo.

Tener algunas molestias durante la menstruación es normal. Sin embargo, acude a tu médico si se da alguna de las circunstancias siguientes:

- Los antiinflamatorios no funcionan y el dolor te impide llevar una vida normal.
- El dolor empeora repentinamente.
- El dolor aparece por primera vez años después de la primera regla y es muy intenso.
- Tienes fiebre.
- Ha pasado la menstruación y sigues teniendo dolor.

## CÓMO ALIVIAR EL DOLOR MENSTRUAL

Para aliviar el dolor menstrual, puedes seguir estos sencillos consejos:

- Coloca una bolsa de agua caliente sobre la parte inferior del abdomen.
- Toma un baño con agua caliente.
- Practica técnicas de relajación.
- Haz ejercicio: algunos ejercicios de yoga están específicamente indicados para el dolor menstrual.

Para aliviar el dolor menstrual, también puedes tomar analgésicos o antiinflamatorios como paracetamol o ibuprofeno. Además de calmar el dolor, estos antiinflamatorios reducen la cantidad de prostaglandinas que produce el útero, disminuyen sus efectos y ayudan a mitigar los calambres.

Para prevenir el dolor menstrual, practica ejercicio regularmente, evita el consumo de alcohol y descansa lo suficiente.

Por último, si tu médico te diagnostica una dismenorrea grave, puede ser conveniente el uso de anticonceptivos hormonales, que regularizarán tu ciclo menstrual y te ayudarán a tener reglas menos dolorosas.

## CÓMO CAMBIAN LOS PECHOS A LO LARGO DEL CICLO

Es completamente normal que la variación en los niveles de hormonas durante el ciclo menstrual también influya a los pechos, haciendo que a lo largo del mes cambien de forma y tamaño, aunque de manera casi imperceptible.

Podríamos definir cinco fases de cambio en los pechos a lo largo del ciclo menstrual:

1. **Los primeros días del ciclo.** Cuando empieza el periodo, la textura de los pechos puede ser irregular y nodular. También puede darte la sensación de que son más grandes. Efectivamente, lo son, ya que las glándulas mamarias se dilatan en previsión de un posible embarazo. En cuanto tu cuerpo se dé cuenta de que no estás embarazada, los pechos reducirán de tamaño.

2. **Al final de la menstruación.** Entre el día 3 y el día 7 de la regla, dependiendo de cada mujer, los pechos estarán más blandos, se irán deshinchando y los notarás más ligeros. Es el momento del ciclo en el que son más pequeños, ya que el estrógeno y la progesterona están en su nivel más bajo. Este es, precisamente, el mejor momento para realizar la autoexploración mamaria o una mamografía.

3. **Cuando se acerca la ovulación.** Alrededor del día 12 del ciclo, cuando empiece la fase folicular, los pechos se verán más turgentes y bonitos. Esto se debe a que

el estrógeno mejora la elasticidad de la piel y hace que el pecho se eleve.

4. **Después de la ovulación.** Alrededor del día 15 y hasta el final del ciclo, durante la fase lútea, la progesterona alcanzará su punto álgido y los pechos tendrán mayor tamaño y densidad, e incluso puede que sientas que están venosos o inflamados.

5. **La semana premenstrual.** Cuando el estrógeno está bajo, los pechos pueden volverse menos simétricos y verse torcidos. Esto cambiará en cuanto llegue la menstruación.

## EL SÍNDROME PREMENSTRUAL: LOS DÍAS ANTES DE LA REGLA

La mayoría de las mujeres experimentan el síndrome premenstrual, un grupo de síntomas desagradables o incómodos que tienen lugar durante su ciclo menstrual.

Los síntomas del síndrome premenstrual pueden parecerse a los de otros trastornos. La causa este síndrome no está clara, pero parece que está relacionada con las fluctuaciones de los niveles de estrógeno y progesterona.

Los tipos y la intensidad de los síntomas pueden variar de una mujer a otra. Para algunas mujeres, los síntomas son muy molestos, pero de poca duración y nunca incapacitantes. Otras mujeres, sin embargo, pueden tener uno o varios de los muchos síntomas que causan trastornos temporales. Estos síntomas pueden durar desde unas pocas horas hasta varios días. Aunque normalmente los síntomas desaparecen en cuanto empieza el periodo menstrual, algunas mujeres pueden sufrirlos durante unos días más.

Las mujeres que tienen más probabilidades de experimentar los síntomas del síndrome premenstrual tienen, en general, entre veinte y cuarenta años.

Durante los años reproductivos, casi el 85 % de las mujeres experimentan algunos de los síntomas asociados con el síndrome premenstrual. Se estima que un 10 % tienen síntomas que las incapacitan para llevar una vida normal durante algunos días del ciclo.

Los síntomas más habituales del síndrome premenstrual son:

**Síntomas psicológicos**
- nerviosismo, irritabilidad, cambios de humor
- insomnio
- dificultad para concentrarse
- letargia

**Retención de líquidos**
- edema (hinchazón de los tobillos, las manos y los pies)
- aumento periódico de peso
- oliguria (disminución en la producción de orina)
- inflamación y dolor en los pechos

**Problemas respiratorios**
- alergias
- infecciones
- Molestias de los ojos
- trastornos visuales
- conjuntivitis

**Síntomas gastrointestinales**
- dolor de estómago
- pérdida de apetito
- estreñimiento
- náuseas
- diarrea
- sensación de pesadez
- dolor de espalda

**Problemas de la piel**
- acné
- neurodermatitis (inflamación de la piel con picor)
- empeoramiento de otros trastornos de la piel, incluyendo las úlceras de herpes simple

**Síntomas neurológicos y vasculares**
- dolor de cabeza
- vértigo y mareos
- entumecimiento, hormigueo, cosquilleo o aumento en la sensibilidad de los brazos o de las piernas
- desarrollo con facilidad de hematomas
- palpitaciones
- espasmos musculares

**Otros**
- disminución en la coordinación
- menstruación dolorosa
- disminución en la libido (deseo sexual)
- sofocos

## CÓMO REDUCIR LOS SÍNTOMAS DEL SÍNDROME PREMENSTRUAL

Para muchas mujeres, sencillos cambios en su estilo de vida pueden ayudar a reducir los síntomas del síndrome premenstrual:

- Haz ejercicio regularmente (de tres a cinco veces por semana).
- Mantén una dieta sana y equilibrada, que incluya cereales integrales, verduras y fruta, y disminuye el consumo de sal, azúcar, cafeína y alcohol.
- Duerme y descansa adecuadamente.
- No fumes.

Si el síndrome premenstrual te impide llevar una vida normal, debes consultar con tu médico, quien —en función de tu historial clínico y tus síntomas— podría recomendarte alguna de las soluciones siguientes:

- Modificar tu dieta.
- Tomar suplementos vitamínicos (por ejemplo, vitamina B6, calcio y magnesio).
- Utilizar remedios naturales como el *agnus-castus* (sauzgatillo) o las perlas de aceite de onagra.
- Hacer ejercicio regularmente.
- Usar diuréticos para reducir la retención de líquidos.
- Tomar inhibidores de la prostaglandina (antiinflamatorios no esteroideos como el naproxeno o el ibuprofeno) para reducir el dolor.
- Utilizar anticonceptivos orales (inhibidores de la ovulación).
- Realizar un tratamiento hormonal de progesterona.
- Tomar tranquilizantes.
- Usar antidepresivos (u otros medicamentos).

## LOS PECHOS Y EL SÍNDROME PREMENSTRUAL

La hinchazón y sensibilidad premenstrual de los pechos (mastalgia cíclica) es un problema muy común durante el síndrome premenstrual.

El dolor en los pechos relacionado con el síndrome premenstrual puede variar. A menudo, los síntomas alcanzan su punto máximo justo antes de que comience la menstruación y desaparecen durante o inmediatamente después del periodo menstrual.

El cambio en los niveles hormonales es la causa de la mayoría de los episodios de dolor, inflamación y sensibilidad premenstrual de los pechos. El estrógeno hace que los conductos mamarios se agranden y la progesterona provoca que las glándulas de la leche se hinchen.

Como hemos explicado anteriormente, el estrógeno y la progesterona aumentan durante la segunda mitad del ciclo, es decir, durante los días 14 a 28 en un ciclo «medio» de veintiocho días. El estrógeno alcanza su punto máximo en la mitad del ciclo, mientras que los niveles de progesterona aumentan durante la semana anterior a la menstruación.

Así pues, los síntomas tienden a aparecer la semana anterior al inicio de la regla y desaparecen casi inmediatamente cuando comienza el sangrado menstrual. La mayoría de las mujeres no experimentan un dolor severo.

Los medicamentos que contienen estrógeno también pueden causar cambios en los pechos, como sensibilidad e hinchazón.

La sensibilidad y la pesadez en los pechos o un tejido mamario denso o grueso al tacto son los principales síntomas del dolor premenstrual. En algunos casos, la sensibilidad en los pechos afecta las rutinas diarias de algunas mujeres en edad fértil y no está necesariamente relacionada con el ciclo menstrual. Debido al cambio natural en los niveles hormonales que se producen a medida que la mujer envejece, la sensibilidad en general y la sensibilidad premenstrual de los pechos suelen cambiar a medida que se acerca la menopausia.

## CÓMO ALIVIAR LA HINCHAZÓN Y LA SENSIBILIDAD PREMENSTRUAL DE LOS PECHOS

A menudo, para aliviar la hinchazón y la sensibilidad de los pechos es conveniente hacer algunos cambios en el estilo de vida o recurrir al uso de diuréticos o de algunos medicamentos:

- Reduce el consumo de cafeína, alcohol y alimentos con alto contenido de grasas y sal, porque pueden aumentar el malestar. Reducir o eliminar estas sustancias de tu dieta dos semanas antes del periodo puede ayudarte a controlar o prevenir los síntomas.
- Ciertas vitaminas y minerales también pueden ayudar a aliviar el dolor en los pechos y los síntomas relacionados con el síndrome premenstrual.

    Para calmar los síntomas del síndrome premenstrual, la Oficina de Salud de la Mujer del Departamento de Salud y Servicios Humanos de Estados Unidos recomienda consumir 400 unidades internacionales (UI) de vitamina E y 400 miligramos de magnesio al día.

    Estos nutrientes tan beneficiosos los puedes encontrar en los alimentos siguientes:

    ✓ avellanas
    ✓ aceite de oliva
    ✓ zanahorias

✓ plátanos
✓ salvado de avena
✓ aguacates
✓ arroz integral
✓ cacahuetes
✓ espinacas

- Haz ejercicio regularmente y, cuando los síntomas empeoren, utiliza un sostén deportivo, incluso por la noche, para sentirte más protegida mientras duermes.
- Los diuréticos pueden reducir la hinchazón, la sensibilidad y la retención de líquidos. Sin embargo, los medicamentos diuréticos aumentan la producción de orina y también pueden producir deshidratación y alteraciones de los electrolitos. Este tipo de medicamentos deben utilizarse solamente bajo estricta supervisión médica.
- Puedes tratar los síntomas de manera efectiva con paracetamol o medicamentos antiinflamatorios no esteroideos (AINE), como el ibuprofeno o el naproxeno sódico.
- Los anticonceptivos hormonales, incluidas las píldoras anticonceptivas orales, en algunos casos también podrían calmar los síntomas premenstruales de los pechos, aunque en ocasiones pueden empeorarlos.

La mayoría de las veces, los síntomas son más una molestia que una preocupación médica grave. No obstante, siempre que estés preocupada por los cambios, las molestias o la hinchazón en tus pechos, consulta a tu médico.

La inflamación y sensibilidad premenstrual de los pechos también pueden ser un signo de la menopausia o de otros problemas de salud, como una enfermedad fibroquística, un término que se utiliza para describir el dolor y la consistencia irregular en los pechos antes del periodo menstrual.

Las mujeres con esta afección a menudo se notan grandes bultos benignos (no cancerosos) en los pechos antes de los periodos. Estos bultos pueden moverse cuando se presionan y, por lo general, se reducen una vez que finaliza el periodo.

Los dolores y la inflamación premenstruales de los pechos son inofensivos en su mayoría, pero consulta con tu médico si te encuentras con alguna de las situaciones siguientes:

- El dolor en los pechos te impide dormir o realizar tus tareas cotidianas.
- Sientes en los pechos un cambio repentino.
- Notas bultos en los pechos.
- Hay secreción en el pezón, especialmente si la secreción es marrón o con sangre.

## LA MEJOR HIGIENE ÍNTIMA DURANTE LA MENSTRUACIÓN

Como en cualquier otro aspecto relacionado con la salud, la higiene es fundamental para prevenir todo tipo de problemas ginecológicos. Especialmente durante la menstruación es importante ser cuidadosa con la higiene íntima.

### COMPRESAS, TAMPONES Y COPA MENSTRUAL

Es preferible que las compresas y tampones sean de algodón, ya que los que están fabricados con materiales plásticos pueden producir alergias, irritación y sudoración. Elige un producto con el que te sientas cómoda y que se ajuste a tu cantidad de flujo. No es conveniente llevar un tampón más de seis horas, así que cámbialo cada cuatro o cinco horas.

La copa menstrual, también conocida como copa para la regla o copa vaginal, es un recipiente de silicona médica que se introduce durante la menstruación en el interior de la vagina (igual que un tampón), se adapta a las paredes vaginales y recoge el flujo en su interior. La copa se utiliza diariamente durante todo el ciclo, puedes dormir con ella y llevarla hasta doce horas seguidas. Además, tiene un uso ilimitado, ya que te la puedes quitar y poner tantas veces como quieras. Al final de cada ciclo, hay que lavarla bien con agua y jabón neutro y guardarla en una bolsa de algodón hasta la siguiente menstruación.

### FRECUENCIA CON LA QUE HAY QUE LAVARSE
Además de la ducha diaria, en días de mucho flujo puede ser conveniente lavarse antes de ir a dormir, igual que haríamos después de hacer ejercicio o de mantener relaciones sexuales.

### CONSEJOS SOBRE LOS PRODUCTOS DE HIGIENE ÍNTIMA
Si utilizamos jabón íntimo, debe ser uno expresamente indicado para este fin, que no contenga perfumes, colorantes o sustancias que puedan producir irritación.

### LA ROPA TAMBIÉN ES IMPORTANTE
Elige preferentemente prendas de algodón y evita la ropa demasiado ajustada.

## PRACTICAR SEXO AL TENER LA REGLA

La regla no tiene por qué impedirte seguir teniendo relaciones sexuales —incluso se podría decir que tiene algunas ventajas—, y el sexo puede ser tan placentero durante la menstruación como durante el resto de los días del ciclo.

La menstruación produce una lubricación natural que facilita el coito, y la actividad sexual y el orgasmo pueden tener un efecto relajante, aliviar el dolor menstrual —que, habitualmente, se debe a la contracción del útero— y ayudarte a relajar los músculos del interior del útero. Además, el sexo también contribuye a la liberación de endorfinas, que harán que te sientas mejor.

La actividad sexual puede hacer que tus periodos sean más cortos, porque las contracciones de los músculos durante el orgasmo pueden provocar que el endometrio se vacíe antes.

Durante el ciclo menstrual el deseo sexual varía debido a los cambios hormonales. Algunas mujeres sienten que su deseo sexual aumenta durante la ovulación, mientras que otras tienen esta sensación durante la menstruación.

Uno de los inconvenientes de practicar sexo durante la menstruación es el miedo a mancharse. Esto puede resolverse fácilmente utilizando un protector para las sábanas y, si tu pareja va a sentirse más cómoda, puede utilizar un preservativo. Esta es también la opción más segura, dado que el virus del VIH puede contagiarse a través de la sangre menstrual.

Las posibilidades de embarazo son más altas durante la ovulación, que se produce unos catorce días antes de que empiece la regla. Durante la menstruación las posibilidades de embarazo se reducen, pero no desaparecen completamente, por lo que es recomendable seguir utilizando métodos anticonceptivos si no deseas quedarte embarazada.

# 3

## ¿Y QUÉ PASA DESPUÉS?

Cuando los ovarios dejan de liberar óvulos cada mes y la menstruación desaparece, la mujer está en la plenitud de la vida adulta y todavía es y se siente joven.

Sin embargo, los cambios hormonales que se inician en esta etapa pueden producir un efecto emocional indeseado y originar algunos cambios físicos que, a menudo, implican dudas o preocupaciones.

Saber cuáles son los síntomas en esta etapa y cómo aliviarlos, entender los cambios físicos, asegurarte de si puedes o no quedarte embarazada, descubrir qué ocurre con el sexo en la menopausia o cuáles son los suplementos nutricionales y las terapias hormonales más adecuadas te permitirá hacer una buena prevención y cuidar tu salud también en esta etapa de tu vida.

## QUÉ ES LA MENOPAUSIA

La menopausia es la fase de la vida de la mujer que se produce cuando deja de tener la menstruación, y viene acompañada de una serie de síntomas naturales que anuncian un cambio en el organismo.

En realidad, la palabra *menopausia* significa «última regla». Aunque coloquialmente utilizamos este término para referirnos a todo el proceso anterior y posterior a la última regla, para hablar de esta etapa de la vida sería más correcto utilizar la palabra *climaterio*, que incluye todos los cambios que vive una mujer, tanto antes como después de dejar de menstruar.

Ya hemos visto que las mujeres nacen con un número determinado de óvulos, que se almacenan en los ovarios. Los óvulos son responsables también de fabricar estrógenos y progesterona, las hormonas que controlan la menstruación y la ovulación. La menopausia se produce cuando los ovarios dejan de liberar óvulos cada mes y la menstruación desaparece.

El climaterio tiene tres fases: la perimenopausia, la menopausia y la posmenopausia.

La mayoría de las mujeres menstrúan por última vez cuando se acercan a los cincuenta años. Algunas lo hacen mucho antes —las fumadoras, por ejemplo, tienden a tener antes la menopausia—, y muy pocas lo hacen después de los cincuenta y cinco años.

Durante la etapa previa a la menopausia, la perimenopausia, la mayoría de las mujeres notan cambios en su menstruación: irregularidad, periodos más cortos o más largos, sangrado excesivo o falta de menstruación. Estos cambios pueden ocurrir desde varios años antes de que desaparezca definitivamente la menstruación.

La menopausia se considera normal cuando ocurre después de los cuarenta y cinco años, aunque algunas mujeres pueden tenerla antes. Esto puede deberse a alguna enfermedad en los ovarios o a tratamientos médicos como la quimioterapia. Cuando ocurre antes de los cuarenta años se llama *menopausia prematura* o *precoz*.

## EL CLIMATERIO, PASO A PASO

El proceso del climaterio natural, es decir, el que puede ocurrir a partir de los cuarenta años, tiene tres etapas:

- **La perimenopausia:** puede empezar años antes de que desaparezca definitivamente la menstruación, cuando los ovarios empiezan a ver alterada su producción de estrógenos. Durante los últimos dos años de la perimenopausia, se acelera la reducción de estrógenos y aparecen los síntomas típicos. La perimenopausia se prolonga hasta la menopausia, que es el momento en el que los ovarios dejan de liberar óvulos.
- **La menopausia:** es el nombre que recibe la última regla, aunque, como hemos dicho anteriormente, popularmente se le da este nombre a todo el periodo que los médicos llamamos *climaterio*. Se considera que la regla ha desaparecido totalmente cuando transcurre más de un año desde el último periodo. En esta etapa, los ovarios ya han dejado de liberar óvulos y de fabricar gran parte de los estrógenos.
- **La posmenopausia:** son los años posteriores a la menopausia. Durante esta etapa, los síntomas empiezan a ser más leves, pero los efectos para la salud relacionados con la falta de estrógenos se agravan a medida que se envejece.

## LOS SÍNTOMAS DE LA MENOPAUSIA

Los síntomas más habituales de la menopausia suelen ser temporales y desaparecen cuando el cuerpo se adapta a su nueva situación.

Cada mujer vive la menopausia de manera distinta a las demás, pero podemos decir que alrededor del 75 % de las mujeres sufren sofocos y una sensación repentina de calor que se extiende por la parte superior del pecho y la cabeza. La mayoría de las veces, los sofocos suelen ser suaves y pasajeros, pero en algunos casos pueden ser más intensos y molestos.

Aunque los sofocos son muy normales en la perimenopausia, no todas las mujeres los padecen, y no todos tienen la misma intensidad. Puedes sentir desde un pequeño «acaloramiento» hasta un sofoco intenso cuando estás profundamente dormida, que te hará sudar profusamente y despertarte. Los sofocos pueden durar entre treinta segundos y cinco minutos. Suelen desaparecer un tiempo después de la menopausia, aunque algunas mujeres aseguran tenerlos durante décadas.

Además de los sofocos nocturnos, también es habitual la sudoración. Ambos son síntomas que pueden producir problemas de insomnio y, según aseguran muchas mujeres, también cambios de humor, aunque esto es difícil de explicar desde un punto de vista biológico.

Otros síntomas comunes antes de la menopausia son:

- periodos irregulares
- insomnio
- fatiga
- depresión
- irritabilidad
- palpitaciones
- dolores de cabeza
- dolores musculares y en las articulaciones
- cambios en la libido (deseo sexual)
- coitos dolorosos

- sequedad vaginal
- problemas de incontinencia urinaria

Por supuesto, los síntomas no afectan a todas las mujeres de la misma manera. Algunas no sufren ningún síntoma y, por supuesto, no hay por qué padecerlos todos al mismo tiempo.

Para saber si realmente estás cerca de la menopausia, tu médico puede realizar un análisis de sangre que le indicará tus niveles hormonales. También puedes anotar tus periodos en un calendario cuando empiecen a ser irregulares. Esta información le será útil a tu médico para determinar si te encuentras en la premenopausia.

## CÓMO ALIVIAR LOS SÍNTOMAS DE LA MENOPAUSIA

La terapia de reemplazo hormonal está diseñada para ayudar a aquellas mujeres cuyos síntomas de la menopausia —sofocos, sudores nocturnos, insomnio, cambios de humor o sequedad vaginal— afectan de forma significativa a su calidad de vida.

La terapia consiste en tomar aquellas hormonas que tu cuerpo ya no fabrica. La mayoría de las veces es una combinación de estrógenos y progesterona. El estrógeno ayuda a aliviar los sofocos y la sequedad vaginal a la vez que evita la pérdida de calcio en los huesos, mientras que la progesterona protege del cáncer de útero.

También pueden ayudar a aliviar los síntomas otros tratamientos farmacológicos, muchos de los cuales son de venta libre, como el calcio, los suplementos de soja o las vitaminas.

Los suplementos nutricionales a base de productos vegetales pueden contener sustancias que actúan de forma parecida a los estrógenos y pueden ayudar a paliar los síntomas de la menopausia.

Otros remedios naturales pueden ayudarte a reducir la intensidad de los sofocos. Los más recomendados son:

- soja y derivados
- ñame
- raíz de cimicífuga
- trébol rojo
- lúpulo
- salvia
- aceite de onagra

Por otro lado, los tratamientos que solo puede prescribir el médico son los siguientes:

- terapia de reemplazo hormonal
- antidepresivos
- medicamentos para regular la tensión arterial
- algún fármaco especialmente indicado para aliviar los sofocos

## EL SEXO EN LA MENOPAUSIA

Debido a la reducción de la producción de estrógenos, en muchas ocasiones la menopausia es la causa de la sequedad vaginal, lo que puede provocar coitos dolorosos. Si es tu caso, habla de ello con tu médico.

Hay muchos lubricantes que pueden ayudarte a calmar los síntomas. También existen tratamientos locales a base de estrógenos (cremas, pastillas o un anillo de estrógenos) que sirven específicamente para tratar la sequedad vaginal y que, al no pasar a la sangre, carecen de efectos secundarios.

## POSIBILIDAD DE EMBARAZO EN LA MENOPAUSIA

Para estar segura de que ya no necesitas tomar medidas anticonceptivas, debes esperar un año desde tu última regla si tienes menos de cincuenta años, y seis meses si has superado esa edad.

Si la menstruación no vuelve a aparecer tras ese tiempo de espera, significa que estás en la menopausia. Hasta entonces, debes seguir utilizando métodos anticonceptivos, ya que podría aparecer una ovulación inesperada y un embarazo no deseado. Después de la menopausia también es importante seguir usando el preservativo a fin de evitar el contagio de enfermedades de transmisión sexual.

Si estás en la perimenopausia, es posible que tu médico te prescriba píldoras anticonceptivas a fin de regular tus ciclos menstruales. Estas píldoras, especialmente recomendadas para la perimenopausia, contienen dosis muy bajas de estrógenos y son muy seguras.

Además de prevenir embarazos no deseados, esta medicación puede regular el ciclo menstrual y protegerte del cáncer de ovarios y de útero. También previenen la pérdida de calcio en los huesos, que es la causa de la osteoporosis. De todos modos, esta medicación no se recomienda a mujeres fumadoras o que hayan padecido cáncer de mama o problemas de circulación.

## CAMBIOS FÍSICOS INDESEADOS

Como en la pubertad, la menopausia puede producir cambios en el cuerpo que no siempre son deseables. Por ejemplo, puede aparecer vello facial o algunas mujeres pueden sufrir un cambio en la voz, aunque es muy poco frecuente.

Los suplementos que contienen fitoestrógenos —es decir, plantas que contienen estrógenos vegetales—, como la soja, pueden ayudar a aliviar los síntomas del cambio hormonal, pero siempre hay que tener cuidado a la hora de elegir tratamientos alternativos. Si tienes alguna duda, consulta con tu médico.

## AUMENTO DE PESO EN LA MENOPAUSIA

Algunas mujeres engordan algunos kilos después de la menopausia. El aumento de peso se debe principalmente a los cambios de hábitos que se asocian con esa etapa de la vida, pero también hay que tener en cuenta que la secreción de estrógenos ayuda a que durante la etapa fértil la grasa se deposite en pechos, caderas, nalgas o vientre —es decir, esos lugares donde se suele decir que están las «curvas» femeninas— y que ahora, en la menopausia, la distribución de los depósitos de grasa pueda variar debido a la falta de hormonas.

Ganar peso aumenta el riesgo de desarrollar algunas enfermedades, por eso es importante controlarlo durante la menopausia, cuando, como ya hemos explicado, la falta de estrógenos vuelve a las mujeres más vulnerables. Una dieta sana te ayudará a mantener tu peso a raya, pero además es importante realizar ejercicio regularmente.

## TRASTORNOS RELACIONADOS CON LA PÉRDIDA DE ESTRÓGENOS

Tener un nivel bajo de estrógenos puede causar problemas de salud y aumentar el nivel de riesgo de ciertas enfermedades, como la osteoporosis. En algunas mujeres, estos problemas se acentúan a medida que avanzan los años.

Después de la menopausia, las mujeres tienen más probabilidades de padecer los problemas siguientes:

- osteoporosis
- enfermedades cardíacas por alteraciones del colesterol y los triglicéridos
- problemas urinarios y digestivos
- un mayor riesgo de padecer Alzheimer
- pérdida de elasticidad en la piel y aparición de arrugas
- pérdida de tono muscular
- pérdida de visión y posibilidad de tener cataratas y degeneración macular

## CAUSAS DE UNA MENOPAUSIA PREMATURA

En España, la edad media en que aparece la menopausia «natural» es de cincuenta años. Sin embargo, debido a razones genéticas o médicas, algunas mujeres la tienen antes de los cuarenta. En estos casos, tanto si la menopausia se produce de forma natural como por causas externas, la llamamos *menopausia prematura* o *precoz*.

Además de provocar los típicos sofocos y cambios en el estado de ánimo, cuando la menopausia ocurre a una edad temprana puede causar también problemas emocionales si no estás preparada para ello o si todavía esperabas tener hijos.

Es muy importante ser consciente de que la menopausia prematura no tiene por qué causar ningún trastorno de salud importante, pero sí puede ser relevante para la persona que la vive, ya que tiene que enfrentarse demasiado pronto a algo que, si aparece de forma natural, llega mucho más tarde.

La menopausia prematura puede deberse a causas genéticas, trastornos autoinmunes o tratamientos médicos. En todos los casos, el origen está en un fallo prematuro de los ovarios —la causa puede ser conocida o no—. Normalmente, los ovarios fabrican estrógenos y progesterona. Por razones desconocidas, pueden producirse cambios en la producción de estas hormonas, de forma que los ovarios dejen de liberar óvulos. Este trastorno no siempre es permanente y, a veces, los ovarios vuelven a funcionar con normalidad.

La menopausia inducida se produce cuando los ovarios se extraen por medios quirúrgicos debido a razones médicas, como el cáncer de útero o la endometriosis. También puede ser que los ovarios dejen de funcionar a causa de la radioterapia o la quimioterapia.

Entre los síntomas de la menopausia prematura, que acostumbran a ser los mismos de la menopausia natural, están los siguientes:

- falta de menstruación o periodos irregulares
- periodos más largos o más cortos de lo habitual
- sofocos

Además de estos síntomas, que indican que la producción de estrógenos de los ovarios está disminuyendo, algunas mujeres también pueden padecer los efectos siguientes:

- sequedad vaginal (la vagina puede volverse más sensible y menos flexible, y la piel que la recubre, llamada *epitelio*, más delgada)
- problemas de vejiga e incontinencia urinaria
- cambios de humor (irritabilidad, tristeza, depresión)
- sequedad en la piel, los ojos y la boca
- insomnio
- pérdida de deseo sexual

## PRUEBAS PARA EL DIAGNÓSTICO DE UNA MENOPAUSIA PREMATURA

Sería conveniente que visitaras al ginecólogo para descartar que estés pasando por una menopausia si estás padeciendo los síntomas habituales, tienes menos de cuarenta años y se da alguna de las circunstancias siguientes:

• Te han tratado con quimioterapia o radioterapia.
• Tú o algún miembro de tu familia tiene alguna enfermedad autoinmune como hipotiroidismo, enfermedad de Graves o lupus.
• Llevas más de un año intentando quedarte embarazada y no lo consigues.
• Tu madre o hermana han tenido menopausia prematura.

Para diagnosticarte la menopausia prematura, el médico te hará un examen físico y un análisis de sangre para descartar otras posibles situaciones, como un embarazo o un problema en la tiroides. También te hará un análisis para conocer tus niveles de estradiol (una clase de estrógeno). Si los niveles son bajos, puede querer decir que tus ovarios están empezando a dejar de funcionar y que estás llegando a la menopausia.

Sin embargo, el análisis más importante para diagnosticar la menopausia prematura es el que muestra los niveles de la hormona FSH. Cuando los ovarios disminuyen su producción de estrógenos, el nivel de FSH aumenta. Si el resultado es muy alto, seguramente estás ya en la etapa del climaterio.

Una vez ha empezado, la menopausia prematura es irreversible en la mayoría de los casos. Los síntomas y riesgos para la salud, así como su impacto emocional, pueden tratarse con métodos similares a los que usamos los ginecólogos para tratar la menopausia natural.

# 4

## PLANIFICACIÓN FAMILIAR

Hasta 1959 no empezamos a disponer de métodos anticonceptivos eficaces, pero, aunque resulte difícil de creer, actualmente la marcha atrás todavía sigue siendo uno los métodos más utilizados en España.

Es un método muy arriesgado porque, si no utilizas ningún método anticonceptivo efectivo y tienes una vida sexual activa, existe alrededor de un 85 y un 90 % de posibilidades de que te quedes embarazada en un año, dependiendo de tu edad y de la frecuencia con la que practiques sexo.

Los métodos anticonceptivos eficaces han sido indiscutiblemente un factor muy importante a la hora de que las mujeres puedan disfrutar de la libertad de ser madres o no y de poder elegir cuándo serlo o cuántos bebés tener. Es relevante el hecho de que algunos de esos métodos ofrecen también protección contra el contagio de enfermedades.

Por otra parte, quiero insistir en que las pastillas anticonceptivas hormonales tienen más ventajas que inconvenientes —siempre que se usen bajo control médico— porque, aparte de evitar el embarazo, también ofrecen beneficios evidentes para la salud, como veremos más adelante.

Elegir el método adecuado para ti es una decisión personal que conviene que tomes habiéndote informado correctamente y siguiendo los consejos de tu médico. A continuación, hablaremos de cómo puede ayudarte cada método, pero recuerda que si te quedan dudas siempre puedes hablar con tu ginecólogo.

## LA LIBERTAD DE ELEGIR

Hasta ahora hemos visto que el cuerpo de la mujer se prepara cada mes para acoger un óvulo fecundado que después se convertirá en un feto y, si el embarazo llega a término, en un bebé. Esta maravillosa capacidad del cuerpo femenino se prolonga durante toda la vida fértil, desde la pubertad hasta la menopausia, durante una media de poco menos de cuarenta años.

Hoy en día, entre las mujeres existe una gran variedad de criterios a la hora de decidir sobre ser madres. Algunas tienen hijos siendo jóvenes, otras esperan a una edad más madura, y otras deciden no tenerlos. Todas las opciones son válidas si eres tú la que eliges cómo quieres vivir tu feminidad.

La mayoría de los métodos anticonceptivos están diseñados para que los usen las mujeres, con la excepción de los preservativos y la vasectomía, una intervención quirúrgica que se realiza a los hombres.

Cada método puede ser adecuado en diferentes momentos de la vida fértil. Dependiendo de tu edad, tus circunstancias personales o tu estado de salud, tu médico te recomendará el mejor método anticonceptivo para ti. No están en la misma situación, por ejemplo, una mujer de veinticinco años sin pareja estable y centrada en su carrera profesional, que una de más de treinta con pareja que está empezando a plantearse la posibilidad de ser madre en un plazo determinado de tiempo.

Hoy en día existe una gran variedad de opciones disponibles, que podemos clasificar en estos grupos:

1. Métodos hormonales
2. Métodos de barrera
3. Dispositivo intrauterino o DIU (en algunos casos puede ser hormonal)
4. Métodos naturales
5. Métodos permanentes

Los anticonceptivos reducen significativamente el riesgo de embarazo, aunque algunos son más efectivos que otros, como veremos a continuación. Además, hay algo muy importante que debes tener en cuenta: el único método que protege del contagio de enfermedades de transmisión sexual (ETS) es el preservativo. Por tanto, sea cual sea el método que elijas, el preservativo es fundamental para tu protección.

## MÉTODOS ANTICONCEPTIVOS HORMONALES

Los métodos hormonales son los más efectivos y seguros que existen para la prevención del embarazo y, sin duda, son los que yo recomiendo en primer lugar, especialmente en el caso de pacientes jóvenes.

Son métodos que deben ser recetados por un médico. Hay muchas opciones disponibles y siempre contienen algún tipo de hormona. Los medicamentos anticonceptivos pueden suministrarse en forma de pastillas, inyecciones, parches, dispositivos, etc. También los hay de diferentes dosis y duración. Son fáciles de usar y pueden dejar de utilizarse cuando la mujer desea quedarse embarazada.

Lo que hacen los métodos hormonales es básicamente impedir la ovulación, haciendo «creer» al cuerpo que la mujer está embarazada. En cuanto se dejan de tomar, la ovulación y la regla regresan de forma normal en un periodo corto de tiempo.

## La píldora

La píldora es el nombre que utilizamos comúnmente para hablar de anticonceptivos orales. Es uno de los métodos más seguros, efectivos y populares para la planificación familiar.

La píldora está fabricada con hormonas sintéticas que detienen el funcionamiento de las hormonas naturales —el estrógeno y la progesterona, que intervienen en el ciclo ovulatorio—, haciendo creer al cuerpo que la mujer está embarazada y evitando la ovulación. El médico puede recetarte píldoras que contienen las dos hormonas o píldoras que solamente contienen progesterona.

La píldora se puede utilizar de manera continuada, pero debe tomarse cada día para no alterar el nivel hormonal.

## La inyección trimestral

Es un anticonceptivo inyectable que solo contiene un gestágeno, una forma sintética de la progesterona. El médico o la enfermera te pondrán la inyección cada tres meses —o, más exactamente, cada doce semanas—, y solo te protegerá de un posible embarazo durante ese tiempo. Este anticonceptivo también puede utilizarse para el tratamiento del dolor producido por la endometriosis.

Es un método con inconvenientes, ya que no se puede utilizar a largo plazo porque puede producir descalcificación en los huesos.

## El anillo vaginal

El anillo vaginal, también conocido como anillo intravaginal o sistema de liberación vaginal, es un método anticonceptivo que está formado por un aro transparente y flexible, de unos cinco centímetros de diámetro, que la mujer coloca en la vagina al comenzar el ciclo menstrual y que contiene, como la píldora, estrógenos y gestágenos sintéticos.

Durante veintiún días el anillo libera estas hormonas, que pasan al torrente sanguíneo e impiden la ovulación mediante la modificación del revestimiento del útero y la mucosidad del cuello uterino.

El nivel de efectividad del anillo vaginal es muy alto —es similar al de la píldora anticonceptiva—, pero algunas mujeres tienen dificultades para su manipulación genital.

La liberación hormonal puede desencadenar efectos secundarios parecidos a los que producen las píldoras anticonceptivas, como dolor de cabeza, malestar digestivo, problemas en la piel o pérdida del deseo sexual, aunque con menos intensidad.

## El parche anticonceptivo

Es un método anticonceptivo seguro, simple y asequible que puedes usar sobre la piel del vientre, de los brazos, los glúteos o la espalda, y que, como los anteriores, también contiene estrógenos y gestágenos sintéticos.

Debes colocar un parche nuevo cada semana, durante tres semanas. En la cuarta semana se deja de utilizar y viene la regla. Mientras lo lleves puesto, te protege de quedarte embarazada. Funciona del mismo modo que los demás métodos hormonales (la píldora o el anillo).

Los efectos secundarios que produce son menos intensos, ya que la liberación de hormonas es continua (como en el caso del anillo), de forma que los niveles en sangre se mantienen de forma constante. Con la píldora, en cambio, el nivel sube cuando la tomas y va bajando durante el resto del día.

Para obtener la máxima efectividad anticonceptiva del parche, debes utilizarlo correctamente. Estas son algunas sugerencias para ayudarte a recordar cuándo debes cambiarlo:

- Usa una aplicación de recordatorio de anticonceptivo o configura una alarma semanal en tu teléfono.
- Marca los días que tengas que cambiar el parche en el calendario.
- Si tienes amigas o familiares que también usen el parche, podéis recordaros mutuamente el momento de cambiarlo.
- Tu pareja puede ayudarte a recordarlo.
- Guarda los parches a temperatura ambiente y fuera del alcance de la luz solar directa. No los guardes en el refrigerador ni en el congelador. Conserva cada parche en su envoltorio hasta el momento de utilizarlo.

Los inconvenientes del parche son que puede provocar una leve irritación visible en la piel —lo cual puede resultar molesto para algunas mujeres— y que, si se despega sin que te des cuenta, dejas de estar protegida.

## Implantes de gestágenos

Son un método anticonceptivo hormonal que consiste en pequeñas capsulas insertadas bajo la piel que liberan pequeñas dosis de progestina de forma constante.

Se insertan mediante cirugía bajo la piel del brazo, cerca del hombro. Debe hacerse durante los primeros días menstruales y empieza a hacer efecto 24 horas después. Es efectivo aproximadamente durante un año o más, dependiendo de los modelos.

Los ciclos menstruales se regulan tres o cuatro semanas después de retirar el implante, cosa que debe hacer el médico.

Su mayor inconveniente es que pueden dar muchos problemas de sangrado.

## La píldora del día después

Se trata de un medicamento diseñado para casos de emergencia. Hay que tomarla antes de que transcurran 72 horas desde el coito y cuanto antes la tomes, mejor. Es un método que debe utilizarse solamente en casos de extrema necesidad, ya que la cantidad de hormonas que libera el medicamento provoca muchos efectos secundarios.

Es aconsejable que te la recete el médico después de una visita, ya que te explicará las precauciones que debes tomar y los efectos secundarios que puede tener.

Los centros de planificación familiar la proporcionan gratuitamente tras una entrevista con una enfermera cualificada o un médico.

## Los efectos secundarios de los métodos hormonales

Todos los métodos hormonales provocan, en mayor o menor medida, efectos secundarios. Principalmente, son los que explicamos a continuación:

- **Manchado intermenstrual.** Los métodos hormonales pueden provocar sangrado vaginal entre periodos menstruales. Según los estudios, aproximadamente el 50 % de las mujeres experimentan este manchado intermenstrual durante los tres primeros meses de utilización. Pasado este tiempo, el porcentaje de mujeres que sufre este efecto secundario se reduce al 10 %. Si tienes más de cinco días de sangrado mientras tomas la píldora, debes acudir al ginecólogo.

- **Náuseas.** Sentir náuseas de carácter leve al comenzar el tratamiento de la píldora es muy frecuente. Sin embargo, estos síntomas desaparecen rápidamente. Si no lo hicieran o si las náuseas se volvieran graves o persistentes, acude al ginecólogo.
- **Sensibilidad en las mamas.** La píldora puede causar que el tamaño de los pechos aumente y que estos se vuelvan mucho más sensibles al tacto, sobre todo durante las primeras semanas de haber empezado a tomar la píldora. Reducir la cafeína y la sal en la dieta puede disminuir esta sensibilidad. No obstante, si la sensibilidad no disminuye, acude al ginecólogo.
- **Dolor de cabeza.** Es habitual que muchas mujeres sientan leves dolores de cabeza durante las primeras semanas de haber comenzado el tratamiento. Si los dolores de cabeza no desaparecen, acude al ginecólogo.
- **Aumento de peso.** El aumento de peso no ocurre siempre, pero algunas mujeres sufren retención de líquidos, sobre todo en la zona de los pechos y las caderas, lo que puede causar el aumento de peso.
- **Cambios de humor.** Igual que ocurre durante el ciclo menstrual debido a los cambios hormonales, los anticonceptivos pueden influir en el estado de ánimo y provocar cambios de humor. Si tienes antecedentes de depresión, debes decírselo a tu ginecólogo.

- **Interrupción de la regla.** Aunque hagas un uso correcto de la píldora, es posible que algún mes no te venga la regla. Aun así, esto también puede deberse a otros problemas, así que, en cualquier caso, debes decírselo a tu ginecólogo.
- **Pérdida de deseo sexual.** Los anticonceptivos hormonales pueden influir en el deseo sexual, ya que, como hemos explicado, el cuerpo «cree» que estás embarazada. De todos modos, la razón de esta pérdida de libido puede ser también debida a otras causas, así que lo mejor es que lo hables con tu ginecólogo.
- **Alteración en el flujo vaginal.** Es posible que el flujo aumente o disminuya. Si aparece sequedad vaginal, acude al ginecólogo.

## MÉTODOS ANTICONCEPTIVOS DE BARRERA

### Preservativos

Es el método barrera por excelencia. Todos los fluidos que expulse el pene, además del esperma, quedarán dentro del preservativo. Es seguro, fácil de usar y te protegerá también de las enfermedades de transmisión sexual.

Para ser totalmente efectivo, el preservativo debe colocarse en el pene justo antes de la penetración —si se coloca mucho antes, podría romperse—.

Hoy en día existen preservativos fabricados con diferentes materiales. También hay de muchos tipos, tamaños, texturas o sabores y se pueden encontrar fácilmente en todos los supermercados y farmacias.

## Diafragma

El diafragma es una copa flexible de látex o silicona que se coloca sobre el cuello del útero y que puede adquirirse sin receta.

No contiene hormonas pero hay que cubrirlo con crema espermicida, que paraliza el movimiento de los espermatozoides, e introducirlo en la vagina para que forme una barrera que estos no puedan atravesar.

El diafragma tiene que estar colocado antes de la penetración y debes dejarlo entre seis y ocho horas después. Si se practica sexo en ese periodo de tiempo, hay que volver a aplicar la crema espermicida, sin retirar el diafragma.

El ginecólogo o una enfermera cualificada tomarán medidas de tu vagina para indicarte la talla exacta de diafragma que debes utilizar.

## Preservativo femenino

El también llamado *condón femenino* está fabricado con un plástico delgado y resistente que se ajusta a las paredes de la vagina. Estos preservativos consisten en una especie de tubo de plástico con un extremo abierto y el otro cerrado con un anillo en cada extremo. El anillo más grueso —situado en el extremo cerrado— se ajusta sobre el cuello uterino y el anillo más fino —situado en el extremo abierto y más amplio— permanece por fuera de la vagina y cubre la vulva.

Además de servir como barrera e impedir que los espermatozoides inseminen el óvulo, esta opción proporciona una mayor seguridad a la mujer frente al contagio de infecciones de transmisión sexual, ya que protege también los genitales externos.

## La esponja

Es un método muy poco utilizado y que no recomiendo, ya que existen otros mucho más cómodos y efectivos. La esponja anticonceptiva —también conocida como esponja contraceptiva o esponja— es una pequeña esponja redonda hecha de espuma plástica de consistencia blanda y suave.

Se coloca en el fondo de la vagina antes de tener relaciones sexuales, de manera que cubre el cuello uterino; contiene espermicida y lleva una pequeña cinta para facilitar la extracción.

El inconveniente principal es que no puedes quitártela hasta que hayan pasado seis horas desde el coito, a fin de asegurar que no quedan espermatozoides vivos en la vagina.

## Los espermicidas, siempre combinados con un método de barrera

Para aumentar la efectividad de cualquier método de barrera, puedes utilizar cremas o geles espermicidas. Como su eficacia es relativa, no deben utilizarse solos, sino que siempre hay que combinarlos con un método de barrera —por ejemplo, si los combinamos con los preservativos obtendremos una protección muy alta—.

Disponible en forma de espuma, crema, supositorios o gel, el espermicida debe introducirse en el fondo de la vagina antes de la penetración. Al tener una consistencia untuosa, cubrirá el cuello del útero y formará una barrera química contra los espermatozoides. Normalmente están fabricados a base de un producto químico llamado nonoxinol, que paraliza y mata a los espermatozoides.

## DISPOSITIVO INTRAUTERINO (DIU)

El DIU es un pequeño aparato de plástico con forma de T que siempre debe poner y quitar el ginecólogo. Pueden ser de cobre y hormonales, y tanto unos como otros evitan embarazos porque modifican la forma en que se mueve el esperma para que no pueda llegar a un óvulo.

El DIU también puede utilizarse como anticonceptivo de emergencia. Colocado en un plazo de 120 horas (cinco días) después de tener sexo sin protección, tiene una efectividad superior al 99,9 %.

Un DIU puede durar años, y si tomas la decisión de quedarte embarazada, el médico será el encargado de retirarlo.

Hoy en día existen también cuatro tipos de DIU liberadores de hormonas, cuyo efecto es similar al de la píldora. Tienen diferentes niveles de dosis de hormonas y también se diferencian entre sí por la duración máxima de su uso. Algunos actúan sobre el endometrio, impidiendo que el óvulo fecundado pueda implantarse en él.

## MÉTODOS ANTICONCEPTIVOS NATURALES: ¿SON SEGUROS?

Los métodos naturales son aquellas acciones que puedes realizar de forma natural para evitar quedarte embarazada. Cuando no existían ni las pastillas anticonceptivas ni los preservativos, las mujeres utilizaban estas técnicas para no tener hijos.

Son métodos sin efectos secundarios, pero en muchos casos su efectividad es muy reducida porque requieren mucha disciplina y autocontrol, y solo son recomendables si tienes una pareja estable que, además, esté dispuesta a colaborar.

## Abstinencia

Es el método más seguro de todos, pero tiene la desventaja de que consiste en abstenerse de mantener relaciones sexuales. Su eficacia es del 100 %, tanto para evitar el embarazo como el contagio de enfermedades de transmisión sexual. Es una opción tan válida como cualquier otra si la eliges libremente.

## Juegos sexuales sin penetración

Sin duda, es otra opción. Si tú y tu pareja no queréis renunciar al sexo, pero quieres evitar quedarte embarazada, hay muchas otras prácticas que pueden ser placenteras sin que haya penetración. Sin embargo, ten en cuenta que, aunque no haya coito, no estarás protegida de las enfermedades de transmisión sexual, que pueden contagiarse a través de otros fluidos corporales.

## Marcha atrás

Es una técnica que debe realizar el hombre, ya que consiste en extraer el pene de la vagina antes de la eyaculación.

Este método no tiene ninguna fiabilidad por dos razones. En primer lugar, antes de la eyaculación el pene expulsa algunos fluidos que pueden contener una pequeña parte de esperma, y solo hace falta un espermatozoide para fecundar un óvulo. Si estos espermatozoides entran en contacto con la vagina cuando la mujer está en periodo fértil, puede producirse el embarazo. La segunda razón es que requiere de un gran autocontrol por parte del hombre, que debe saber exactamente cuándo retirarse antes de empezar a eyacular.

## Métodos de monitorización de la fertilidad

El método consiste en averiguar cuáles son exactamente tus días fértiles y evitar las relaciones sexuales durante ese periodo.

Los métodos de control de la temperatura que se utilizaban años atrás no son completamente fiables. Si te interesa esta opción, te recomiendo utilizar tiras reactivas a la hormona LH, que puedes utilizar cada mañana. En contacto con la orina, la tira te indica si ese día eres fértil o no. Es un método recomendable si tienes pareja estable.

Otras formas de monitorización son el método Billings, que consiste en observar el moco cervical, o el método sintotérmico, que se basa en el control de la temperatura basal, aunque este último tiene una eficacia muy discutible.

Además, como inconveniente estos métodos reducen drásticamente el número de días en los que se pueden mantener relaciones sexuales sin riesgo de embarazo, con lo cual la vida sexual se ve muy limitada.

## Lactancia continua

En términos científicos también se la llama método de la amenorrea lactacional. Después de dar a luz, cuando la mujer está lactando, normalmente no tiene la regla. Esta regresa cuando se deja de amamantar al bebé. Durante este tiempo, al no haber menstruación ni ovulación, no puede haber embarazo. Sin embargo, este método no es fiable al 100 %, porque en algunos casos hay mujeres que, sin saberlo, vuelven a ovular pese a estar amamantando y pueden quedarse embarazadas.

El método es más efectivo si das de mamar al menos seis veces al día —cada cuatro horas durante el día y cada seis horas durante la noche—, y sobre todo durante los primeros meses del puerperio, aunque no siempre se cumple.

## MÉTODOS ANTICONCEPTIVOS PERMANENTES

Se trata de procedimientos que se realizan con cirugía y que producen una esterilización permanente. Así pues, solo son adecuados para aquellas mujeres que tienen muy claro que nunca querrán quedarse embarazadas en el futuro.

Aunque estos métodos producen una infertilidad permanente, no influyen en tus ciclos menstruales, es decir, que seguirás teniendo la regla como siempre. Tampoco influyen en el deseo sexual, ni tienen otros efectos secundarios.

En cualquier caso, los métodos anticonceptivos permanentes tienen mucha aceptación entre las mujeres de nuestro país.

### La ligadura de trompas

Es una operación quirúrgica que te volverá estéril de forma permanente. La ligadura impide el paso del esperma por las trompas de Falopio, de manera que no puede haber fecundación.

Se realiza con anestesia en el hospital o la clínica. Durante la operación se realizan una o dos pequeñas incisiones en el abdomen. A través de esa incisión, el cirujano «liga» las trompas de Falopio o las cierra.

Como digo, esta operación debes realizarla solamente si tienes muy claro que no querrás quedarte embarazada en el futuro. En caso de arrepentirte, el método que se recomienda para conseguir un embarazo es la fecundación *in vitro*.

## LOS MÉTODOS ANTICONCEPTIVOS MÁS EFICACES

Los métodos más eficaces son los hormonales y los permanentes. Los anticonceptivos hormonales son más efectivos que los que pueden comprarse libremente en farmacias o supermercados. Esto no quiere decir que, bien utilizados, estos últimos no sean útiles, ya que su efectividad es muy alta. Cuanto mejor se usen, más efectivos serán.

También podemos utilizar más de un método a la vez. Por ejemplo, combinando espermicida con preservativo (el mejor método recomendado para los adolescentes) o píldoras y preservativo, se puede conseguir una efectividad casi del 100 % y, además, estar protegidas del contagio de enfermedades de transmisión sexual.

De todos modos, como decía al principio, existe un método idóneo para cada mujer dependiendo de sus circunstancias y el momento de vida en que se encuentre. Habla abiertamente con tu ginecólogo y juntos encontraréis la mejor opción para ti.

## CÓMO RETRASAR TU PERIODO MENSTRUAL CON LAS PÍLDORAS ANTICONCEPTIVAS

Una de las utilidades modernas de los métodos anticonceptivos hormonales es que proporcionan libertad a las mujeres para decidir cuándo quieren tener la regla.

Los anticonceptivos hormonales están diseñados para imitar un ciclo menstrual natural. Se utilizan durante veintiún días y los siguientes siete se descansa, que es el momento en que te viene la regla. Esta regla se llama hemorragia por deprivación. Se trata de la respuesta natural del cuerpo al dejar de recibir las hormonas del medicamento.

Sin embargo, si no haces la semana de descanso y sigues utilizando el método hormonal, no te vendrá la regla. Esto te brinda la posibilidad de ser tú la que decidas cuándo quieres que te venga.

Decidir cuándo quieres tener el periodo también puede ayudarte a controlar algunos síntomas menstruales, como en los casos siguientes:

- Si tienes un trastorno de salud que empeore con la menstruación, como la endometriosis o la anemia.
- Si tienes un síndrome premenstrual muy intenso, con sensibilidad en las mamas, hinchazón o cambios de humor entre siete y diez días antes del periodo.
- Si la menstruación te provoca dolores de cabeza u otros síntomas típicos de la regla.
- Si tus reglas son abundantes, prolongadas y dolorosas.

Otra razón simplemente práctica es que a veces la menstruación puede ser molesta si tienes previsto irte de vacaciones, si tienes un examen importante, una competición deportiva o una ocasión especial, como tu boda o tu luna de miel. Con este método, puedes retrasar la regla hasta el momento en que creas que ya no te va a impedir disfrutar.

Habla con tu ginecólogo sobre esta técnica y él te explicará cómo llevarla a cabo con seguridad y sin preocupaciones.

## LA MAYORÍA DE LOS MÉTODOS ANTICONCEPTIVOS ESTÁN DISEÑADOS PARA LAS MUJERES: ¿POR QUÉ?

Seguramente esta pregunta podría dar lugar a un debate muy intenso sobre la implicación de hombres y mujeres en la planificación familiar. De todos modos, quisiera aprovechar esta oportunidad para hacer una reflexión.

En primer lugar, en general las mujeres son más cuidadosas respecto a su salud y se suelen sentir más libres a la hora de hablar sobre su vida sexual con el ginecólogo. En segundo lugar, los métodos anticonceptivos son una herramienta fundamental para que las mujeres tengan el control sobre su vida.

No necesitas pedir permiso a nadie para tomar la decisión de cuándo y cómo querrás quedarte embarazada o, quizás, de no hacerlo nunca. Por eso, las técnicas anticonceptivas son un abanico de opciones que tienes al alcance de la mano para ser tú quien elija cómo vivir tu vida sexual y familiar, y tener control sobre tu cuerpo. Nadie más que tú debe hacerlo.

## CUANDO FALLA ALGÚN MÉTODO ANTICONCEPTIVO

Si usas correctamente los métodos anticonceptivos, existen mínimas posibilidades de quedarte embarazada. Sin embargo, hay que tener en cuenta que la fiabilidad de los métodos más efectivos es del 99 %, por lo que existe un 1 % de probabilidades de que se produzca un embarazo no deseado.

Ante esta situación, tú eres la única persona que debe decidir sobre qué paso dar a continuación. Un embarazo no deseado puede producirte un golpe emocional, pero ante todo debes mantener la calma y, como ante cualquier situación de la vida en la que tienes que tomar una decisión importante, buscar información y asesoramiento. En este caso, tu ginecólogo puede ayudarte explicándote las opciones que están a tu disposición.

Si finalmente decides no llevar adelante el embarazo, tienes la posibilidad de interrumpirlo. El aborto es legal en España desde 1985. En 2010 se actualizó la ley al respecto, de forma que se mejoraron los derechos de las mujeres a decidir. Hoy en día el aborto es libre hasta las catorce semanas de gestación.

Si estás en esta situación, acude a una clínica especializada, donde te informarán sobre cuáles son los pasos que puedes seguir.

# 5

## LA REVISIÓN GINECOLÓGICA

Una vez al año es imprescindible que acudas al ginecólogo para que te haga una revisión que te permitirá prevenir enfermedades, aprender a cuidarte mejor, resolver cualquier duda que tengas sobre tu vida sexual y mejorar tu calidad de vida.

Es muy importante tener en cuenta que la visita al ginecólogo ayuda a detectar de forma precoz cualquier problema que, de no ser tratado a tiempo, podría convertirse en una enfermedad grave.

En España todavía hay muchas mujeres que no acuden al ginecólogo regularmente. Por eso, una de las tareas más importantes de los médicos que nos dedicamos a esta especialidad es concienciar sobre la importancia de hacer estas revisiones, fundamentales para la prevención y el diagnóstico precoz de diversas enfermedades, como el cáncer de cérvix o de mama.

La posibilidad de curar un cáncer de cérvix o de mama depende de la antelación con la que se detecte la enfermedad. En los últimos años, gracias a la detección precoz, se han alcanzado niveles muy altos de supervivencia a estas enfermedades.

## ¿QUÉ ME ESPERA CUANDO ACUDA AL GINECÓLOGO?

Cuando acudas al ginecólogo para una revisión, te realizará una exploración física, un examen abdominal y pélvico, un examen de las mamas y una citología, que servirá para analizar las células del cuello del útero y detectar posibles alteraciones.

Estas células se enviarán al laboratorio y los resultados te los comunicará el médico en la visita siguiente. El objetivo principal es detectar la presencia de una familia de virus compuesta por diferentes tipos muy relacionados entre sí y que llamamos globalmente *virus del papiloma humano* (VPH), responsable de la aparición del cáncer del cuello del útero. Distinguimos los diferentes virus que componen esta familia con un número, de forma que hablamos del VPH16 o del VPH54.

El hecho de tener este virus no significa que vayas a padecer cáncer, ya que, en la gran mayoría de ocasiones, tus defensas se van a encargar de eliminarlo y crear inmunidad para que nunca vuelvas a tenerlo.

Hoy en día estamos cambiando los criterios que utilizamos para decidir tanto cuándo hay que empezar a hacer citologías, como su frecuencia. Esto se debe a que, por un lado, conocemos muy bien la historia natural de la enfermedad y su posible evolución y a que, por otro lado, podemos hacer diferentes tipos de citología —la clásica, la citología líquida, la determinación de genes del virus...— que nos dan mucha información sobre cuál es la mejor opción en cada caso. Habla con tu ginecólogo o ginecóloga y te indicará cuál es la mejor opción en tu caso concreto. La Sociedad Española de Ginecología y Obstetricia (SEGO) recomienda realizar la prueba de VPH a mujeres mayores de treinta y cinco años, y propone dos posibles estrategias de prevención: una combinación de citología y prueba de VPH (prueba conjunta o cotest) cada cinco años o una citología exclusiva cada tres años.

Por otra parte, y aunque existen pautas establecidas por las consejerías de salud de las diferentes comunidades autónomas que indican a partir de cuándo se deben empezar a hacer las mamografías para detectar de forma precoz un cáncer de mama en la población general y el intervalo en que se deben repetir, teniendo en cuenta la alta frecuencia de esta enfermedad y el buen pronóstico de la misma cuando se diagnostica y trata precozmente, suelo recomendar una mamografía anual a mis pacientes mayores de cuarenta años, ya que ofrecen muchísima información sobre el estado de la mama con riesgo mínimo o nulo.

## ¿CUÁNDO HAY QUE EMPEZAR A IR AL GINECÓLOGO?

Como hemos comentado anteriormente, es recomendable empezar a acudir al ginecólogo cuando se empiezan a tener relaciones sexuales. No es necesario ir antes a no ser que aparezca algún problema ginecológico, como alteraciones menstruales, dolor pélvico, malestar en la vagina o las mamas, o si lo recomienda el médico de cabecera.

Si tu hija está nerviosa ante su primera visita al ginecólogo, habla con ella y explícale por qué es importante realizar estas revisiones. Acompáñala y tranquilízala. Después de la primera visita, sus miedos habrán desaparecido y podrá acudir sola a las siguientes.

Si tu hija está en la pubertad y todavía no ha tenido relaciones sexuales, el ginecólogo no realizará el examen pélvico a menos que lo considere imprescindible.

# LA VISITA AL GINECÓLOGO, PASO A PASO

## EXPLORACIÓN FÍSICA

Lo primero que hará tu ginecólogo será una exploración general de tu estado físico, en muchas ocasiones tomando nota de tu estatura, peso y presión sanguínea.

También te hará muchas preguntas relacionadas con tu estado general de salud, por ejemplo:

- ¿Estás tomando medicamentos para tratar alguna enfermedad?
- ¿Eres alérgica a algún medicamento?
- ¿Hay antecedentes en tu familia de enfermedades como el cáncer de cérvix o el cáncer de mama?
- ¿Cuándo tuviste tu última regla?
- ¿Cuánto duran tus reglas?
- ¿Son regulares? ¿Consideras que sangras mucho o poco? ¿Qué síntomas tienes antes, durante y después de la regla?
- ¿Qué métodos anticonceptivos utilizas? ¿Quieres que te informe sobre las mejores opciones para ti?

Esta entrevista también será el momento ideal para que le preguntes todas las dudas que tengas.

## EXPLORACIÓN GENITAL

Después de la entrevista, el médico o la enfermera te pedirán que te quites toda la ropa y te pongas una bata. A continuación, te acomodarás en la camilla de exploración.

Antes de pasar al examen pélvico, lo primero que examinará el ginecólogo es la vulva, para asegurarse de que no existe ninguna alteración externa.

## EXPLORACIÓN PÉLVICA

Sirve para comprobar si existe alguna alteración en el cuello del útero. A fin de poder observarlo, el ginecólogo introducirá en la vagina un espéculo, un pequeño aparato que le ayuda a acceder visualmente a esa parte profunda de la vagina.

Este examen no es doloroso en absoluto, simplemente sentirás una pequeña presión en la vagina. Antes de que el ginecólogo introduzca el espéculo, te pedirá que te relajes y respires profundamente. Es fundamental estar relajada para que el médico pueda manejar el instrumento con facilidad.

Después retirará el espéculo y, con una mano, explorará tus órganos internos, mientras que, con la otra, presionará tu abdomen para comprobar que todo está bien.

Esta exploración dura unos segundos y no es dolorosa. Lo más importante es estar relajada.

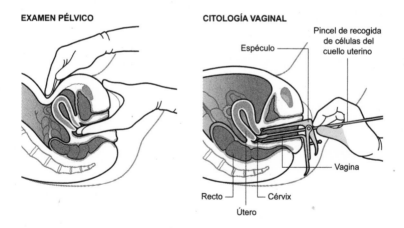

Examen pélvico y citología vaginal en la visita al ginecólogo
*Fuente*: https://www.acog.org/Patients/FAQs/Your-First-Gynecologic-Visit-Especia-lly-for-Teens?IsMobileSet=false

## EXPLORACIÓN MAMARIA

El médico palpará las mamas para determinar sus características y detectar cualquier alteración. También palpará las axilas y la zona de la clavícula, a fin de asegurarse de que los ganglios que se hallan en esas zonas están bien.

Para finalizar, observará los pezones para asegurarse de que no hay ningún derrame ni lesión.

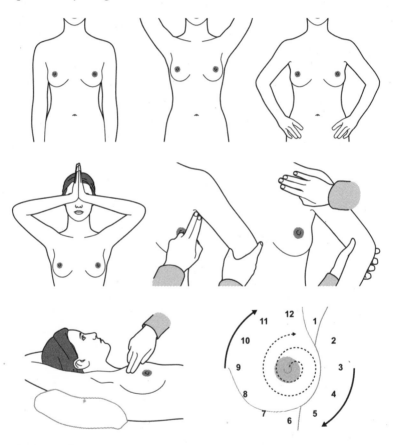

La exploración mamaria en la visita al ginecólogo
*Fuente*: https://www.msdmanuals.com/en-pt/professional/gynecology-and-obstetrics/breast-disorders/evaluation-of-breast-disorders

La palpación se realiza en sentido circular, desde el pezón hacia fuera, y no es dolorosa. Es posible que el ginecólogo te pida que levantes los brazos o los pongas sobre las caderas, para observar si los pechos son asimétricos y si esto puede ser debido a alguna alteración.

Para terminar la palpación, después te pedirá que te acuestes. Este examen sirve para detectar posibles bultos, quistes o tumores que requieran una atención urgente. De todos modos, la manera de comprobar que los pechos están completamente sanos es a través de la mamografía, que el médico pedirá que realices después de la revisión.

## EXPLORACIÓN RECTOVAGINAL

En algunos casos, el ginecólogo puede realizar también un tacto rectal. Para ello introduce el dedo índice en la vagina y el dedo corazón por el recto, a fin de explorar la pared posterior de la vagina para detectar posibles crecimientos anormales.

Esta exploración sirve también para detectar hemorroides, heridas, pólipos o tumores, o si hay sangre oculta que no se haya eliminado con la regla o provenga de algún órgano dañado.

## LAS PRUEBAS QUE REALIZARÁ EL GINECÓLOGO

Durante la revisión, el ginecólogo decidirá si es conveniente realizar alguna prueba diagnóstica para tener más información sobre tu estado de salud.

A continuación explicamos las pruebas más frecuentes.

### Citología

Como hemos apuntado anteriormente, la citología es una prueba que realiza el ginecólogo para estudiar las células del cuello uterino, a fin de observar si existen alteraciones que puedan indicar algún problema de salud, como una infección por VPH o lesiones precancerosas.

La citología dura menos de un minuto y no duele, aunque las mujeres muy sensibles pueden notar una sensación algo desagradable durante el raspado. En cualquier caso, no hay que tener miedo, porque dura solo unos segundos.

Para hacer la citología, debes ir al médico cuando no tengas la menstruación, ya que la sangre de la regla podría alterar los resultados, y no debes hacer lavados internos ni utilizar ninguna crema vaginal ni espermicida dos días antes de ir al médico.

Para obtener células del cuello uterino se realiza la prueba de Papanicolau. El ginecólogo introducirá un espéculo en la vagina para acceder fácilmente al cuello del útero o cérvix. A continuación, raspará suavemente la superficie con un cepillo para obtener las células que, a continuación, enviará al laboratorio.

En la analítica que se realice de las células se estudiará si existen alteraciones debidas al virus del papiloma humano, que es una de las causas principales del cáncer de cérvix. Este virus se adquiere por contacto sexual, por eso no se realizan citologías hasta que la mujer es sexualmente activa. Antes, no existe riesgo.

La citología puede hacerse anualmente cuando el médico observa una de las siguientes características en la paciente, que pueden aumentar el riesgo de tener el virus del papiloma humano:

- Tener una vida sexual muy activa.
- Obtener en las citologías anteriores resultados a los que hay que hacer un seguimiento.
- Tener verrugas genitales debidas al virus del papiloma humano.
- Haber padecido alguna enfermedad de transmisión sexual.

El resultado de la citología puede ser positivo o negativo. Si es negativo, significa que no hay signos de enfermedad y que las células del cérvix son normales.

En caso de que el resultado sea positivo, significa que las células presentan algún tipo de alteración. A partir de este momento, el ginecólogo te indicará el tratamiento más adecuado para ti.

Esta prueba es fundamental para prevenir un posible cáncer de cérvix. La detección precoz es la mejor forma de combatir la enfermedad, ya que si se trata a tiempo tiene un porcentaje muy alto de curación. Por eso es tan importante que no olvides visitar a tu ginecólogo regularmente.

## Ecografía

Gracias a la ecografía, el médico podrá visualizar tu sistema reproductivo a través de un sistema de ultrasonidos que le permitirá observar tu útero, ovarios y vagina a través de una pantalla.

La ecografía no tiene ningún riesgo, no duele y suele durar solo unos minutos. Es el mismo sistema que se utiliza para observar el estado del feto cuando estás embarazada.

La ecografía puede realizarse en la consulta del ginecólogo o en una sala específicamente destinada a ello. Antes de empezar, el médico o la enfermera te pedirán que te quites la ropa que te cubra el abdomen y te darán una bata. Como no se trata de una radiografía, no será necesario que te quites joyas ni objetos metálicos, ya que estos no interfieren con las ondas de ultrasonido.

Una vez tumbada en la camilla, el médico introducirá en tu vagina un pequeño aparato que emite ondas de ultrasonidos y hace que la imagen aparezca en una pantalla de ordenador.

No sentirás ningún dolor, aunque sí que notarás una pequeña presión cuando el médico vaya moviendo el ecógrafo en tu interior. Cuanto más relajada estés, menos molesta será la prueba y el ginecólogo podrá terminarla antes.

La ecografía puede hacerse aunque tengas la regla. De todos modos, como es una prueba que suele realizarse durante la revisión general, en la que también es posible que te hagan una citología, es preferible que el día que vayas al ginecólogo no tengas la menstruación.

Esta prueba sirve para que el ginecólogo pueda diagnosticar y hacer el seguimiento de infecciones, quistes, tumores o cualquier alteración de los órganos reproductivos.

## Análisis de sangre

Esta es una prueba que se realiza para conocer el estado general de salud. No es específica del ginecólogo, pero puede pedir que la hagas si necesita tener más información sobre tu estado físico.

El análisis de sangre permitirá a tu médico saber si tienes alguna alteración, aunque no sea de origen ginecológico. Medirá la cantidad de células sanguíneas, los niveles de azúcar, ácido úrico, colesterol y triglicéridos, si el hígado y los riñones funcionan bien o si tienes alguna infección.

Hay resultados que pueden darle información muy importante sobre tu salud, como los resultados hormonales, si tienes algún virus o tu nivel de hierro en sangre. La falta de hierro puede producir anemia y este problema a veces puede estar relacionado con las reglas demasiado abundantes.

En cualquier caso, este análisis te servirá para saber cuál es tu estado general de salud, y el médico te ayudará a corregir los problemas que se hayan detectado o, si es necesario, te derivará a otro especialista. Además, el análisis también puede detectar si estás embarazada.

## Análisis de orina

Igual que ocurre con el análisis de sangre, esta no es una prueba específicamente ginecológica, pero sí que ayudará al médico a conocer tu estado general de salud.

Mediante un análisis de orina, se puede saber si tienes alguna enfermedad urinaria, que a veces puede confundirse con una enfermedad ginecológica. Por ejemplo, como la cistitis produce dolor intenso en la zona de los genitales, puede confundirse con un problema vaginal. Un análisis de orina determinará si en realidad se trata de una infección de orina.

Este análisis también da información a tu médico sobre problemas del riñón, diabetes o presencia de sangre en la orina, que podría ser señal de alguna otra enfermedad.

A través de un análisis de orina, también se puede saber si estás embarazada.

## Mamografía

En términos sencillos, una mamografía es una radiografía de la mama. La dosis de radiación empleada en las mamografías es mínima y no tiene ningún riesgo para la salud. Se utilizan rayos X para tomar una imagen de los tejidos que la conforman. A través de esta imagen, un especialista puede detectar si existe alguna alteración que pueda advertirnos de un posible cáncer de mama.

La mamografía es la mejor técnica para detectar un cáncer de mama en sus etapas iniciales, lo que permitirá tratar la enfermedad a tiempo. Este método es hoy en día la mejor garantía de prevención de la que disponemos. Por eso es muy importante realizar mamografías periódicas, cada vez que lo pida tu ginecólogo.

Para hacerte la mamografía, el radiólogo te pedirá que te quites la ropa de cintura para arriba y te dará una bata. El aparato que se utiliza para realizar las mamografías tiene unas placas sobre las que se coloca un pecho. Después se cubre con otra placa y tendrás que estar inmóvil durante unos segundos mientras se hace la radiografía.

El procedimiento se realiza en horizontal y vertical, es decir, que se harán dos radiografías de cada pecho. Si te has movido o la mamografía no es clara, es posible que el radiólogo te diga que hay que repetirla.

La mamografía es un proceso molesto, porque el pecho queda «aplastado» entre las placas, pero solo dura unos segundos.

El mejor momento para realizar la mamografía es después de la regla. Los pechos están menos sensibles y será mucho más llevadero para ti. Además, en ese momento es cuando se aprecian mejor los tejidos internos que quedan «fotografiados» en la mamografía.

El ginecólogo deberá valorar los resultados. Si son normales, te dirá cuándo debes hacerte la próxima mamografía. En caso contrario, deberá realizar más pruebas y, si es necesario, remitirte a un cirujano.

Las mujeres que están dentro de lo que se considera población con mayor riesgo son:

- Las que tienen antecedentes familiares de cáncer de mama.
- Las que tienen determinadas mutaciones genéticas.
- Las que tienen las mamas densas, lo que dificulta la detección de tumores.

Hacerse mamografías es muy importante. La razón es que la mamografía permite detectar lesiones en las mamas hasta dos años antes de que se noten al tacto. La palpación es, hoy por hoy, un método que ha quedado anticuado, ya que todos aquellos bultos que se noten al tacto puede que ya se hayan desarrollado demasiado. Con la mamografía, en cambio, los podemos observar antes de que crezcan y así actuar en etapas muy tempranas del desarrollo del cáncer, lo que ha aumentado mucho la supervivencia a esta enfermedad. Además, en estas primeras etapas la cirugía es mucho menos agresiva y deja menos secuelas físicas y psicológicas en la mujer.

## Ecografía mamaria

Se trata de un tipo de prueba de toma de imágenes mediante ondas sonoras o ultrasonidos. No produce ningún dolor y está exenta de riesgos. Permite obtener imágenes en tiempo real para comprobar la estructura y el movimiento del tejido mamario y los vasos sanguíneos.

El especialista te pedirá que te tumbes boca arriba y aplicará un gel frío sobre el pecho y, a continuación, pasará un dispositivo manual encima del gel para examinar el interior de la mama.

Al ser una evaluación complementaria a la mamografía, suele emplearse para tener más datos o información más detallada cuando las mamas son muy densas. Las mamas densas son aquellas que presentan menor cantidad de tejido graso y más volumen de tejido no adiposo, lo que las hace más difíciles de evaluar con una mamografía convencional.

También puede solicitarse en los casos siguientes:

- Si hay lesiones, para estudiarlas mejor.
- Para determinar si una anormalidad detectada en la mamografía es benigna o cancerosa.
- Para diferenciar entre las masas o los tumores no cancerosos con quistes (sacos con líquido) o fibroadenomas (tumores benignos sólidos).
- Para detectar tumores pequeños que todavía no se han propagado hacia los ganglios linfáticos —aunque no permite ver todos los tipos de cáncer—.

## OTRAS PRUEBAS MENOS FRECUENTES

Todas las pruebas que hemos descrito en el apartado anterior son más o menos frecuentes y se realizan a todas las mujeres independientemente de su estado de salud, ya que en su mayoría son preventivas.

Sin embargo, si el ginecólogo detecta algo anormal, es posible que para realizar un diagnóstico tenga que realizar alguna prueba adicional. A continuación, veremos cuáles son estas pruebas.

### Colposcopia

Esta es una prueba que tu ginecólogo realizará si los resultados de la citología han detectado algo anormal.

Una colposcopia consiste en examinar la superficie del cuello uterino con una lente de aumento que permite al ginecólogo observar directamente alteraciones o lesiones que no pueden ser detectadas a simple vista. Si el médico encuentra algún tejido alterado, podrá tomar muestras de ese tejido específico gracias a la visión ampliada de la lente.

Este tejido será enviado al laboratorio para determinar si existe cáncer o si estas lesiones, que son causadas por el virus del papiloma humano, podrían llegar a convertirse en cáncer.

La colposcopia se realiza en los casos siguientes:

- Si la citología ha mostrado alguna alteración en las células del cuello del útero.
- Si la mujer ha dado positivo en el análisis del virus del papiloma humano.
- Como seguimiento a las mujeres que están haciendo un tratamiento para alguna enfermedad del cuello uterino.

De todos modos, el médico será quien decida si es conveniente realizar esta prueba si sospecha que puede haber alguna enfermedad en el cuello del útero.

Las recomendaciones para la realización de una colposcopia son las mismas que para una citología: no haber usado cremas ni geles vaginales durante unos días. También es recomendable tener la vejiga y el intestino vacíos antes de entrar en la consulta.

Cuando vayan a realizarte una colposcopia, el médico o la enfermera te pedirán que te quites la ropa y te darán una bata. Después deberás acostarte en una camilla ginecológica.

Como en la revisión pélvica, el médico usará un espéculo para abrir las paredes vaginales y tener acceso visual al cuello uterino. A continuación, frotará ligeramente el cérvix y las paredes de la vagina con un líquido que eliminará el moco de la superficie, para poder ver mejor los tejidos. Después colocará el colposcopio sobre la abertura de la vagina y la observará a través de él.

La colposcopia es parecida a la citología en el sentido de que ni duele, ni provoca sangrado. Dura unos pocos minutos y después podrás vestirte y marcharte a casa. Los resultados son inmediatos.

No obstante, si durante la colposcopia el ginecólogo encuentra algo anormal, realizará una biopsia, es decir, tomará una muestra del tejido de la vagina o del cuello uterino con unas pequeñas pinzas y las enviará al laboratorio. Si te realiza la biopsia, puedes tener algunas molestias y sangrar levemente durante unos días.

## Histeroscopia

Igual que en el caso anterior, si el médico observa alguna alteración en los resultados de una citología o de una ecografía, puede pedir que te realicen una histeroscopia. En este caso, lo que se observa con esta prueba es el interior del útero y el canal cervical.

Esta prueba no puede realizarse a mujeres embarazadas ni cuando tengan la regla. De hecho, el mejor momento para realizarla es justo después de la regla, cuando el endometrio aún está delgado.

La prueba no es dolorosa y dura menos de cinco minutos. Después puedes tener alguna pequeña molestia, pero durará solo un par de días.

Para realizar la histeroscopia, el médico introduce un pequeño aparato óptico muy fino a través del cuello uterino. Gracias a este aparato puede observar el canal cervical, la superficie de la cavidad uterina y la salida de las trompas de Falopio.

Algunos de los motivos por los que el médico decide realizar esta prueba son los siguientes:

- alteraciones menstruales
- sangrado después de la menopausia
- infertilidad
- resultados de la citología o la ecografía dudosos y necesidad de más información

Gracias a la histeroscopia, el médico puede detectar problemas del útero, por ejemplo:

- pólipos
- miomas intrauterinos
- malformaciones del útero
- problemas del endometrio (tejido que recubre el interior de las paredes del útero)

Si es necesario, el médico tomará muestras de aquellos tejidos en los que observe alguna alteración para enviarlos al laboratorio.

## Histerosalpingografía (HSG)

Esta prueba consiste en realizar una radiografía que permite examinar el útero y las trompas de Falopio. Se suele utilizar cuando hay problemas de infertilidad o para investigar la causa de abortos espontáneos, que pueden ser debidos a algún problema en el interior del útero, o para detectar la presencia de tumores y fibromas. Con esta prueba también pueden abrirse las trompas de Falopio como medida para favorecer las posibilidades de quedarse embarazada.

Si estás embarazada o si tienes alguna enfermedad, infección o inflamación pélvica, esta prueba no puede realizarse.

El mejor momento para realizar una HSG es una semana después de la regla pero antes de la ovulación, para asegurarse de que la paciente no está embarazada. El médico te pedirá que la noche antes del examen tomes un laxante, a fin de que los intestinos estén vacíos en el momento de la prueba para que el útero pueda verse con claridad.

Antes de la prueba pueden darte un sedante suave a fin de que estés relajada durante el procedimiento. Después es posible que el médico te recete un antibiótico para prevenir posibles infecciones.

Para realizar la radiografía, el útero y las trompas de Falopio se llenan con un contraste que permitirá observar la superficie de los órganos.

Cuando llegues a la consulta, el médico o la enfermera te pedirán que te quites la ropa y cualquier joya u objeto metálico. Te darán una bata y te pedirán que te acuestes en una camilla ginecológica. El médico introducirá un espéculo en la vagina y, después de limpiar suavemente el cuello del útero, introducirá un catéter. El espéculo será retirado y te colocarán debajo de la cámara. El contraste empezará a llenar la cavidad uterina y las trompas de Falopio, y la cámara ya podrá tomar imágenes.

El equipo radiográfico estará conectado a una cámara que emitirá la señal a un cuarto cercano, desde donde el médico podrá observar el interior de tu útero en una pantalla.

Si se observa alguna anormalidad, es posible que el radiólogo repita la prueba treinta minutos después o al día siguiente. Al terminar la prueba, se retira el catéter y ya podrás sentarte.

Esta prueba suele durar una media hora y produce ligeras molestias, pero no dolor. Puedes tener molestias similares a las de la regla durante un par de días. Es un procedimiento seguro que muy raras veces tiene complicaciones.

Actualmente esta prueba empieza a sustituirse por la histerosonografía. También denominada *sonohisterografía*, utiliza ondas sonoras para producir imágenes del interior del útero de una mujer y para ayudar a diagnosticar el sangrado vaginal sin motivos aparentes. La histerosonografía se realiza de forma similar a un examen ginecológico mediante la inserción de un pequeño aparato en la vagina. Utilizando un pequeño tubo, el médico inyecta una pequeña cantidad de solución salina dentro de la cavidad del útero y, gracias al ultrasonido, puede ver su interior.

El ultrasonido no tiene efectos perjudiciales y permite obtener una visión clara de los tejidos blandos que no se pueden ver bien en las imágenes por rayos X.

## Radiografía

En alguna ocasión el ginecólogo puede pedir que te realicen una radiografía del abdomen. La radiografía permite identificar diferentes materiales en el interior del cuerpo: grasa, aire, hueso, etc.

Es un método rápido que se utiliza sobre todo en urgencias, cuando aparecen pacientes con dolor abdominal intenso. Como con cualquier otra radiografía, te pedirán que te quites la ropa que cubre el abdomen y todos los objetos metálicos que puedas llevar.

La radiografía ayudará a tu ginecólogo a detectar rápidamente si hay alguna anormalidad en el interior del abdomen, pero para el diagnóstico de las enfermedades más habituales tendrá que realizar también alguna de las pruebas que hemos descrito anteriormente.

# 6

## CUIDARSE A TODAS LAS EDADES

Mantener una buena alimentación y practicar ejercicio físico adecuado son medidas clave para que puedas gozar de buena salud y tener mucha energía en todas las etapas de la vida, tanto en la adolescencia como durante el ciclo menstrual o durante la edad fértil, el embarazo, la lactancia o la menopausia.

Además, ciertos alimentos, suplementos naturales y algunas vitaminas y minerales son especialmente importantes en determinados momentos. Saber lo que necesitas en cada etapa, incluyendo aquello que debes evitar, te ayudará a potenciar tu bienestar físico y emocional.

## LA ALIMENTACIÓN DE LAS NIÑAS Y ADOLESCENTES

La mejor garantía de que las niñas en edad de crecimiento tienen una alimentación sana es que tomen muchas frutas, verduras, cereales integrales, productos lácteos y proteínas de calidad. Además, hay dos nutrientes que son de especial importancia: el calcio y el hierro. Veámoslos con más detalle:

- El calcio es un mineral fundamental a todas las edades, pero en la infancia y la adolescencia lo es mucho más, porque es en esta etapa cuando los huesos están absorbiéndolo. La vitamina D ayuda a absorber el calcio, por eso la leche es muy importante, ya que contiene ambos nutrientes.
- El hierro es esencial para el buen funcionamiento de los glóbulos rojos de la sangre. Sobre todo cuando las niñas empiezan a tener la regla, es muy importante asegurarse de consumir suficiente hierro. Con cada menstruación, se pierde cierta cantidad. La falta de este mineral puede producir anemia, fatiga, facilidad para coger infecciones o dificultades de rendimiento en la escuela.

Para jóvenes con edades entre los nueve y diecinueve años, se recomiendan 1.300 miligramos de calcio al día. Las mejores fuentes naturales de calcio son los productos lácteos —mejor si son desnatados—, porque también contienen vitamina D y proteínas. La leche, el yogur y el queso son los alimentos que más calcio aportan, pero algunas verduras como el brócoli o la col también son ricas en calcio.

En cuanto al hierro, hasta que las niñas empiezan a tener la regla necesitan unos 8 miligramos al día. Entre los catorce y los dieciocho años esta cantidad debe subir a los 15 miligramos. Las principales fuentes de hierro son las carnes de calidad (ternera, pavo, pollo), el bacalao, el atún y las legumbres.

Aunque durante la época de crecimiento las niñas necesitan ingerir una buena cantidad de calorías porque es un momento en que gastan mucha energía, hay que asegurarnos de que provengan de alimentos saludables. El exceso de calorías en forma de grasas y azúcares poco saludables puede conducir a la obesidad, que es el principal factor de riesgo en la mayoría de las enfermedades ginecológicas.

Enseñar a las jóvenes a llevar una vida activa y alimentarse correctamente es una gran inversión en su salud presente y futura. Además, los años de la infancia y la adolescencia son el mejor momento para adquirir hábitos saludables que a la larga las beneficiarán.

## LA ALIMENTACIÓN Y EL CICLO MENSTRUAL

Los llamados «síntomas» del síndrome premenstrual o el malestar producido por la regla pueden reducirse de forma considerable siguiendo algunos consejos de alimentación.

Las hormonas que intervienen en el ciclo menstrual, los estrógenos y la progesterona, son imprescindibles para la salud en general. Los desequilibrios o cambios en los niveles de estas hormonas no solo influyen en la regla, sino también en todo tu bienestar.

La producción de hormonas está muy relacionada con la dieta. A fin de evitar cambios de humor, molestias y otros síntomas indeseados durante la regla, es conveniente seguir las siguientes pautas:

- **Evita la cafeína y el alcohol.** Estas sustancias deshidratan el organismo, lo cual afecta directamente a tu bienestar cuando tienes la regla.
- **Toma suficiente calcio y vitamina D.** Estos nutrientes reducen el malestar durante la regla. Los lácteos, el pescado azul y las verduras de hoja verde no deben faltar en tu dieta.
- **Evita el consumo excesivo de sal.** Los alimentos ricos en sodio, como la sal, aumentan la presión arterial, provocan retención de líquidos y pueden hacer que te hinches durante los días previos a la regla. Para evitar-

lo, come alimentos ricos en potasio, como plátanos, naranjas y tomates. El ejercicio físico también es muy importante para evitar sentirte hinchada.

## LA ALIMENTACIÓN DURANTE LA EDAD FÉRTIL

Hay algunos nutrientes muy importantes para las mujeres durante la edad adulta, sobre todo en la etapa fértil:

- **Ácido fólico o vitamina B9:** esta vitamina es fundamental para prevenir malformaciones en el feto, en caso de estar embarazada. Hoy en día hay muchos alimentos enriquecidos con ácido fólico, aunque si sigues una dieta equilibrada puedes obtener la vitamina fácilmente de las verduras de hoja verde. Es probable que cuando te quieras quedar embarazada tu médico te recomiende que tomes suplementos de esta vitamina.
- **Vitamina B12:** igual que el ácido fólico, la vitamina B12 es necesaria para el buen funcionamiento del sistema nervioso. Las mujeres veganas o vegetarianas pueden tener un déficit de vitamina B12, ya que esta vitamina solo se encuentra en las proteínas de origen animal y, en menor medida, en los lácteos. Las adolescentes y las mujeres adultas necesitan un mínimo de 2,4 microgramos de vitamina B12 al día. La cantidad es un poco superior durante el embarazo.
- **Colina:** algunos estudios relacionan los niveles bajos de colina con el riesgo de malformación en el feto durante el embarazo. El cuerpo también utiliza grandes cantidades de colina durante la lactancia materna. Se trata de un nutriente esencial que se encuentra principalmente en el hígado de vaca, los huevos y el bacalao.

El consumo adecuado de colina en las mujeres adultas es de 425 miligramos por día, y de 450 miligramos por día para las embarazadas y para las mujeres que están amamantando.

- **Ácidos omega 3:** este nutriente cumple diversas funciones en el organismo, entre ellas proteger las células del sistema nervioso. Algunos estudios indican que un nivel saludable de omega 3 puede prevenir los partos prematuros. Incluso las mujeres que no desean tener hijos deben incluir omega 3 en su dieta, ya que reduce drásticamente el riesgo de padecer enfermedades cardiovasculares. Los ácidos omega 3 se encuentran principalmente en el pescado azul (salmón, atún, caballa, sardinas), las nueces, las semillas y los aceites vegetales.

- **Vitamina D:** en la última década, numerosos estudios han puesto de manifiesto la importancia de la vitamina D, el nutriente que producen las células de la piel cuando estamos expuestos al sol. La vitamina D es una sustancia esencial para el metabolismo del calcio y la mineralización del hueso. La cantidad mínima diaria recomendada de vitamina D es de 600 unidades internacionales al día. Si debido a tu trabajo o a tu estilo de vida no tienes ocasión de tomar el sol todos los días —aunque sea dando un paseo al aire libre—, debes pedir a tu médico que te haga un análisis para conocer tus niveles de vitamina D, ya que podría ser necesario que tomaras suplementos.

- **Calcio:** en la edad adulta sigue siendo necesario obtener suficiente calcio de los alimentos, sobre todo durante el embarazo y la lactancia.

- **Hierro:** el hierro también sigue siendo importante en esta etapa. Las mujeres entre los diecinueve y los cincuenta años necesitan 18 miligramos de hierro al día. Las mujeres embarazadas necesitan 27 miligramos al día. El hierro es el principal alimento de los glóbulos rojos, las células encargadas de transportar oxígeno a los diferentes órganos del cuerpo, y los niveles de glóbulos rojos se duplican durante el embarazo, por eso también aumenta la dosis necesaria de hierro durante esa época. Después del parto, durante la lactancia, la necesidad de hierro disminuye mucho, ya que en esa época no hay menstruación. Sin embargo, tan pronto como dejes de dar el pecho y vuelvas a tener la regla, la dosis adecuada de hierro vuelve a ser de 18 miligramos al día, ya que durante la menstruación se pierde parte de este mineral.

## LA ALIMENTACIÓN DURANTE EL EMBARAZO Y LA LACTANCIA

Lo que comas y bebas durante el embarazo será la fuente principal de alimento para tu bebé. Un motivo más para que te esfuerces en llevar una dieta variada y rica en nutrientes de calidad.

Comer alimentos ricos en proteínas y que contengan zinc ayudará a garantizar un crecimiento saludable del feto. Las proteínas se encuentran en los alimentos de origen animal y en las legumbres. El zinc está presente en la carne magra de cerdo, el chocolate negro —sí, puedes comer un poco cada día—, el arroz integral, los huevos y los crustáceos.

Durante el embarazo, se necesita más calcio, ácido fólico, hierro y proteínas que durante el resto de la vida por las causas siguientes:

- **Ácido fólico o vitamina B9:** es fundamental para evitar malformaciones en el sistema nervioso del feto, por eso el médico te recetará un suplemento durante esta etapa. Deberías tomarlo al menos un mes antes de quedarte embarazada y durante las primeras semanas del embarazo —ya que el sistema nervioso se empieza a formar justo en el momento de la primera falta o poco después—, así que si tienes la intención de quedarte embarazada, habla con tu médico y te recomendará lo mejor para ti. Además, puedes encontrar ácido fólico en las verduras de hoja verde, las legumbres y los cítricos.

- **Calcio:** cuida tus huesos y es el responsable de construir el esqueleto de tu hijo. Si una mujer embarazada no consume suficiente calcio, el organismo lo obtendrá de las reservas de sus huesos para ayudar al desarrollo del feto. Por eso, en esta época es muy importante tomar productos lácteos (leche, yogur), sardinas en lata y verduras de hoja verde.
- **Hierro:** las mujeres embarazadas necesitan el doble de hierro que las que no lo están, ya que este mineral es fundamental para que los glóbulos rojos lleven oxígeno a las células del feto. No tomar suficiente hierro durante el embarazo puede producir anemia, que causa cansancio y te hace más propensa a coger infecciones. Para aumentar el consumo de hierro tienes que tomar también más vitamina C, ya que ayuda al organismo a absorber el hierro. Lo mejor es combinar los dos nutrientes en la misma comida. Por ejemplo, para desayunar puedes tomar un zumo de naranja natural con unos cereales enriquecidos con hierro. Los alimentos más ricos en hierro son la carne, el pescado y las legumbres.
- **Proteínas:** también hay que tomar más proteínas durante el embarazo, ya que son los «ladrillos» que construyen las células. Sin proteínas no hay crecimiento, y

son fundamentales para un desarrollo sano del corazón y del cerebro del feto. Las principales fuentes de proteínas son la carne, el pescado, las legumbres, los huevos y los frutos secos.

Durante el embarazo, el objetivo es alimentarse con nutrientes de calidad y evitar aquellos alimentos que contengan grasas o azúcares en exceso.

Los principales alimentos que deben estar presentes en tu dieta son los siguientes:

- frutas
- verduras
- proteínas no grasas (carnes magras, pescado, legumbres, tofu, etc.)
- cereales
- productos lácteos

Para estar segura de que tus comidas son equilibradas, si solo comieras un plato, debería seguir el siguiente patrón:

- la mitad de verduras o frutas,
- un cuarto de proteínas sin grasas,
- un cuarto de carbohidratos, preferentemente cereales integrales (arroz, cebada, trigo sarraceno, quinoa, etc.), pasta integral o patatas (no fritas), y
- una ración de lácteos: un yogur, una porción de queso o un vaso de leche.

Recuerda que para complementar tu ingesta de nutrientes es necesario tomar suplementos de ácido fólico (sobre todo al principio) y hierro (sobre todo a partir del segundo trimestre).

## El plato de la embarazada

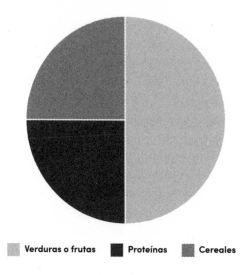

Verduras o frutas  Proteínas  Cereales

En cuanto a los alimentos y bebidas que no hay que tomar en exceso, los primeros son el café y el atún. Aunque puedes tomar café durante el embarazo, procura reducir su consumo. En cuanto al atún, debido a que se ha detectado que contiene niveles altos de mercurio, es mejor evitar consumirlo en exceso.

Las bebidas y los alimentos que hay que eliminar de la dieta son el alcohol y los alimentos lácteos no pasteurizados. Si estás embarazada no debes tomar bebidas con alcohol, ya que pasa directamente de tu sangre a la del feto a través del cordón umbilical. El consumo de alcohol durante el embarazo puede producir trastornos físicos y psíquicos al futuro bebé.

En cuanto a los alimentos lácteos no pasteurizados, no deben consumirse para evitar la posibilidad de infecciones, como la listeriosis.

La bacteria listeria puede provocar un aborto o parto prematuro, así como enfermedades en el bebé. Para evitar esta infección, durante el embarazo no debes comer los alimentos siguientes:

- Leche cruda no pasteurizada y alimentos elaborados con ella, como el queso feta, el *brie*, el camembert, los quesos azules, el requesón y el queso fresco. Con la pasteurización el alimento se calienta a altas temperaturas para eliminar posibles bacterias.
- Salchichas de Frankfurt y embutidos crudos, como el salchichón, el chorizo o el jamón serrano.
- Patés refrigerados no pasteurizados.

Evita también el consumo de alimentos que no hayan seguido la cadena de control alimentario habitual o que no hayan sido preparados siguiendo un mínimo control higiénico, para prevenir el contagio de toxoplasmosis. Aunque es muy infrecuente, la toxoplasmosis puede provocar problemas en el feto, como ceguera y problemas de discapacidad.

En resumen, ser cuidadosa con lo que comes evitará cualquier tipo de riesgo para el bebé.

## ANTOJOS, NÁUSEAS Y OTRAS COSAS QUE LES PASAN A LAS EMBARAZADAS

Cuando una embarazada tiene náuseas por la mañana, lo peor que puede hacer es pensar que si no come nada se sentirá mejor. Las causas de las náuseas en el embarazo no se conocen, pero se supone que se deben a los cambios hormonales o a un nivel bajo de azúcar en la sangre. Algunas mujeres lo pasan realmente mal y llegan a vomitar cada mañana durante, sobre todo, los tres primeros meses de embarazo.

Para prevenir las náuseas, lo mejor es comer pequeñas cantidades de alimentos suaves que no tengan un olor muy intenso, ya que esto también puede hacer que «se revuelva el estómago». Por la mañana, unas galletas saladas o unas galletas maría pueden hacer que el estómago se asiente.

En general, comer a menudo pequeñas cantidades de alimentos —primando los alimentos sólidos sobre los líquidos, los fríos sobre los calientes y los hidratos de carbono sobre las grasas— te ayudará a disminuir la frecuencia de las náuseas.

A muchas embarazadas también les puede ocurrir que tengan la necesidad de «darse un atracón» de algún alimento en concreto o que de repente deje de gustarles algo que siempre habían comido con placer, pero esto no debe preocuparte porque no tiene ninguna importancia.

Cuando las abuelas te digan que una embarazada tiene que comer por dos, no les hagas caso. Una embarazada no debe consumir el doble de calorías que una mujer no embarazada. De hecho, durante los primeros tres meses, la ingesta calórica debe ser la misma que cuando no estabas esperando un bebé. En cambio, en el segundo y tercer trimestre sí puedes aumentar entre 200 y 300 calorías en tu ingesta diaria.

## LA ALIMENTACIÓN EN LA MENOPAUSIA

Después de la menopausia, el cuerpo de la mujer vuelve a cambiar. La necesidad de hierro disminuye drásticamente al dejar de tener la regla. En cambio, aumenta la necesidad de otros nutrientes, entre los cuales estos son los más importantes:

- **Calcio.** Aunque en la menopausia es inevitable que haya cierta pérdida de densidad en los huesos, este proceso puede retrasarse si se toma la cantidad necesaria de calcio y vitamina D. Las mujeres entre los cincuenta y los setenta años necesitan 1200 miligramos de calcio y 800 unidades internacionales de vitamina D al día. En la madurez, a la piel le cuesta más fabricar vitamina D a través de la exposición al sol, por eso puede ser necesario tomar suplementos.

- **Vitamina B12.** La capacidad del cuerpo de absorber esta vitamina tan importante también disminuye con la edad. Por eso es esencial una dieta rica en pescado, carne y huevos.
- **Líquidos.** Tomar bastantes líquidos es importante a cualquier edad, pero todavía más en la madurez, ya que, a medida que pasan los años, a los riñones les cuesta más eliminar toxinas. Beber líquidos (agua, zumos, infusiones, caldos) ayuda a los riñones a hacer su trabajo. Aunque no tengas sensación de sed, lo cual también es normal a esta edad, no olvides tomar suficientes líquidos.

Después de la menopausia ya no es necesario consumir tantas calorías como durante la edad fértil, pero para evitar la pérdida de masa muscular, que también es normal en esta etapa, el ejercicio físico es muy importante.

Mantener una dieta saludable y rica en nutrientes es esencial para que los cambios inevitables del cuerpo de la mujer a lo largo de la vida no supongan un problema ni causen molestias innecesarias. Comprender lo que ocurre en tu cuerpo y cómo influye la dieta en él, tanto en lo positivo como en lo negativo, te ayudará a seguir unos hábitos de vida saludables.

## ALIMENTOS Y SUPLEMENTOS NATURALES QUE TE AYUDARÁN A COMBATIR LOS SÍNTOMAS DE LA MENOPAUSIA

Existen numerosos remedios naturales y alimentarios que sirven para aliviar los síntomas más habituales de la menopausia, como los sofocos, la sequedad vaginal o los cambios de humor. Se habla mucho de los fitoestrógenos, compuestos químicos que se encuentran en los vegetales y que son similares a los estrógenos de la mujer o tienen efectos parecidos. Normalmente se encuentran en cantidades muy pequeñas en los alimentos. Los fitoestrógenos más conocidos son las isoflavonas y los lignanos, que tienen una estructura similar a los estrógenos y pueden aliviar los síntomas de la menopausia.

Podemos encontrar isoflavonas en las legumbres (garbanzos, judías blancas, soja, lentejas, guisantes) y sus derivados, como las harinas de legumbre, el tofu o la leche de soja.

Los lignanos están presentes en cereales integrales, semillas de lino, frutas y verduras.

También existen numerosas hierbas medicinales que se han utilizado tradicionalmente para combatir los síntomas de la menopausia, como la salvia, la cola de caballo o el té rojo.

## UNA VIDA SIN TÓXICOS

Si fumas, dejarlo es lo mejor que puedes hacer en general por tu salud. Cuando empieza la menopausia, el tabaco aumenta el riesgo de padecer enfermedades relacionadas con esta etapa de la vida, como las enfermedades cardiovasculares y la osteoporosis, y también aumenta los sofocos, los sudores nocturnos y los dolores de cabeza. Las fumadoras tienden a tener la menopausia una media de dos años antes. Si necesitas ayuda para dejar de fumar, habla con tu médico.

Durante la menopausia y la posmenopausia también es muy importante reducir el consumo de alcohol al mínimo (especialmente los licores y destilados), ya que puede influir en la salud de los huesos, aumentar el riesgo cardiovascular y los síntomas generales de la menopausia.

## ALIMENTOS PARA UNA VIDA SEXUAL SATISFACTORIA

La libido, el deseo sexual, está directamente relacionada con la dieta. Una alimentación equilibrada ayuda a que nuestra vida sexual sea también sana. El sobrepeso o los hábitos poco saludables disminuyen el deseo sexual. Una dieta rica en frutas y verduras contribuye a equilibrar las hormonas, que actúan directamente sobre nuestra libido. Ten presente estos consejos:

- Evita los fritos y las grasas trans (margarinas, alimentos precocinados y procesados). Tienes que comer muchas grasas saludables, como las que se encuentran en el pescado azul, los frutos secos, los aguacates o el aceite de oliva. Estas grasas ayudan a la producción de estrógenos.
- Se dice que los pimientos picantes, el jengibre, el ajo, los aguacates y el chocolate negro hacen que mejore el riego sanguíneo en los órganos genitales. No dudes en añadir estos condimentos a tus platos.
- La soja, las legumbres, los frutos secos, las manzanas, el apio y las cerezas contienen isoflavonas, una sustancia que actúa directamente sobre los estrógenos. Estos alimentos contribuirán a que disfrutes de una buena lubricación vaginal, lo que facilita las relaciones sexuales.

## EL EJERCICIO FÍSICO A CADA EDAD

### EL EJERCICIO FÍSICO EN LA ADOLESCENCIA

El ejercicio físico es primordial para una vida sana durante la adolescencia. Habituar a nuestras hijas a practicar deporte hará que, además de que crezcan sanas, adquieran unos hábitos que las beneficiarán durante toda la vida. Es más fácil que una persona adulta practique deporte si lo ha hecho habitualmente en la infancia y la adolescencia. Practicar actividades deportivas en familia puede ser una buena manera de fomentar la salud en las niñas:

- Las adolescentes necesitan realizar al menos sesenta minutos de actividad física casi todos los días para tener buena salud y evitar el sobrepeso.
- Es importante limitar a menos de dos horas al día el sedentarismo que deriva de la televisión y los juegos de ordenador, y sustituir estas actividades por otras que impliquen movimiento.

Incluso las actividades de baja intensidad pueden ser beneficiosas, como pasear, bailar, subir escaleras o hacer las tareas domésticas.

El mejor ejercicio para desarrollar la resistencia es el aeróbico. Además, es un seguro de vida que previene las enfermedades coronarias y la diabetes. El ejercicio aeróbico es aquel en el que el ritmo cardiaco va en aumento, al igual que el ritmo de la respiración; algunos ejemplos son correr, patinar, nadar, los deportes de equipo, la escalada, la gimnasia, la danza, el aerobic o la bicicleta estática. Es muy importante beber agua regularmente durante el ejercicio para no deshidratarse.

Sin embargo, algunas adolescentes realizan más ejercicio del necesario con el objetivo de estar delgadas y encajar en los cánones estéticos que imponen los medios de comunicación. Al igual que con los trastornos alimentarios, hay que estar alerta si ves que tu hija practica ejercicio físico hasta límites que consideres anormales o si ves que el ejercicio interfiere en otros ámbitos de su vida, como las relaciones sociales o el rendimiento escolar. En este caso, no dudes en hablar con el médico.

## EL EJERCICIO FÍSICO EN LA EDAD ADULTA

Son innumerables las campañas que nos recuerdan la importancia de hacer ejercicio, pero los médicos no nos cansaremos nunca de recordar los beneficios del deporte para la salud:

- Ayuda a mantener un peso saludable.
- Aumenta la fuerza muscular.
- Mejora la circulación sanguínea.
- Regula la presión sanguínea.
- Mejora los niveles de colesterol.
- Previene la pérdida de masa ósea.
- Aumenta los niveles de energía.
- Combate la ansiedad y la depresión.
- Mejora la autoimagen.
- Favorece el entusiasmo y el optimismo.
- Ayuda a relajarse y a gestionar el estrés.
- Mejora la calidad del sueño.

Elige el tipo de ejercicio que te haga sentir bien. Busca una actividad que te motive y que puedas hacer sola o acompañada, dependiendo de tus preferencias. Cuando te acostumbres a realizar ejercicio tres veces por semana, cada día te resultará más fácil mantener el hábito.

## HASTA QUÉ PUNTO EL EJERCICIO FÍSICO COMBATE EL SÍNDROME PREMENSTRUAL

La actividad física es definitivamente la mejor manera de combatir los síntomas del síndrome premenstrual. Cambios de humor, problemas para dormir y dificultad para concentrarse, así como fatiga e hinchazón, pueden resolverse realizando ejercicio físico regularmente y llevando una vida activa y sana.

El ejercicio aeróbico, que fortalece el corazón, es el mejor para combatir la fatiga y la depresión, además de mejorar tu humor y tu capacidad para concentrarte en el trabajo.

Cualquier actividad que active tu ritmo cardíaco se considera ejercicio aeróbico: caminar rápido, correr, montar en bicicleta y nadar son buenas opciones. Y si se hacen al aire libre, mucho mejor.

El yoga también ayuda a fortalecer los músculos y reducir el estrés. Mejora el humor y reduce la retención de líquidos, que suele ser la causa de la hinchazón en los días antes de la regla.

Sea cual sea el ejercicio que elijas, hazlo regularmente y sin excesos. Durante los días antes de la regla es más frecuente padecer lesiones, así que reduce el ritmo.

## EL EJERCICIO FÍSICO EN LA MENOPAUSIA

Moverse es una de las mejores formas de combatir los síntomas de la menopausia. Si sufres insomnio o cambios de humor, es posible que te sientas cansada y te cueste animarte a hacer ejercicio. Aun así, hacer un pequeño esfuerzo para realizar actividad física eliminará esos problemas y cada vez te costará menos ir al gimnasio. Además, en la posmenopausia el riesgo de sufrir problemas cardiovasculares aumenta y la mejor manera de prevenirlos es el deporte. Un programa de ejercicios equilibrado que incluya flexibilidad, agilidad, movilidad y fuerza te beneficiará en todos los sentidos.

A continuación, describimos siete tipos de ejercicios que te ayudarán a sentirte llena de energía.

Si no sabes por dónde empezar, te lo pongo fácil: cálzate unas zapatillas deportivas, haz algunos ejercicios de calentamiento y unos estiramientos sencillos, y sal a caminar. Andar a buen ritmo es uno de los ejercicios aeróbicos más baratos y sencillos que se pueden realizar. Sirve para quemar calorías, tomar el sol —lo cual mejorará tus niveles de vitamina D— y ponerse de buen humor, ya que el ejercicio físico también combate la depresión y la ansiedad, bastante comunes en la menopausia.

La natación y el aquagym también son muy beneficiosos, porque contribuyen a fortalecer tus articulaciones sin el alto impacto que provoca salir a correr, por ejemplo. Cuando tus niveles de estrógenos se reducen en la menopausia, se pierde parte del efecto protector que tienen estas hormonas sobre tu corazón. Nadar unos treinta minutos varios días a la semana es un excelente ejercicio aeróbico para evitar problemas futuros.

Los estrógenos también ayudan a mantener la masa muscular. Por eso, en la menopausia, cuando los niveles de esta hormona se reducen, la vida sedentaria hace que sea mucho más fácil acumular grasa. Bailar es un ejercicio de bajo impacto que ayuda a quemar calorías y a bajar de peso. Además, es divertido. Zumba, flamenco, *jazz*... elige tu estilo y disfruta.

Después de la menopausia, aumenta el riesgo de perder masa ósea y tener osteoporosis. Además de tomar suficientes alimentos ricos en calcio, los ejercicios de pesas te ayudarán a mantener los huesos fuertes. También reforzarás tus huesos con la escalada, subiendo escaleras y practicando deportes que requieren fuerza (como el tenis). A diferencia del ejercicio aeróbico, que puede realizarse cada día, los ejercicios de fuerza deben hacerse solamente un par de veces a la semana.

Para mejorar tu flexibilidad, puedes probar con ejercicios como el yoga o el taichí.

El yoga combina diferentes posturas, llamadas asanas, con la respiración profunda. Ayuda a combatir algunos síntomas de la menopausia, como el estrés y el insomnio, y también puede contribuir a mejorar tu vida sexual, ya que muchos ejercicios incluyen el fortalecimiento del suelo pélvico.

El taichí es muy adecuado en la menopausia. A veces se describe como «meditación en movimiento», porque durante la práctica hay un gran componente de relajación que ayuda a aliviar la ansiedad. Mientras respiras profundamente, realizas unos movimientos controlados de forma lenta que tienen un gran efecto beneficioso sobre tus músculos y articulaciones y mejoran la flexibilidad. Además, ayuda a reducir la presión sanguínea y mejora la calidad del sueño.

# 7

## ¿QUÉ ME PASA? CONOCE LOS SÍNTOMAS MÁS COMUNES DEL CICLO MENSTRUAL

El ciclo menstrual puede venir asociado con una serie de molestias que en la mayoría de casos debemos considerar normales, pero que en ocasiones, si no sabes a qué se deben, pueden llegar a preocuparte.

Por ejemplo, algunas preguntas habituales en la consulta del ginecólogo son: ¿por qué mi ciclo es diferente del de mis amigas?, ¿a qué se deben los periodos irregulares?, ¿cómo puedo prevenir o evitar los picores?, ¿es normal que me duelan los pechos?

Veamos, a continuación, los síntomas más frecuentes y conozcamos cómo tratarlos y cuándo es conveniente que consultes con tu ginecólogo.

### ¿POR QUÉ MI CICLO ES DIFERENTE DEL DE MIS AMIGAS?

La mayoría de las mujeres con ciclos regulares tienen entre once y trece reglas al año. Sin embargo, cada mujer es diferente y el ciclo de cada mujer es único, de manera que tu «ciclo normal» puede ser diferente del de tu hermana o tu mejor amiga.

Además, el cuerpo se encuentra en constante cambio, por lo que, de vez en cuando, todas las mujeres tienen la sensación de que su ciclo menstrual se ha alterado por una u otra razón.

## ¿CUÁLES SON LAS CAUSAS DE LOS PERIODOS IRREGULARES?

Son tantos los factores que pueden hacer que tu ciclo sea irregular que resulta muy difícil señalar uno en concreto. A continuación, veremos los más comunes.

### LA EDAD

Por lo general, durante los primeros dos años de menstruación los ciclos son irregulares, porque las hormonas que controlan el ciclo aún se están equilibrando. Ocurre lo mismo al final de la vida menstrual, cuando la mujer llega a la perimenopausia. Estas irregularidades son normales y muy comunes.

### EL EMBARAZO

La causa más normal de la falta de regla es el embarazo. Si no te viene la regla y aún no estás segura de estar embarazada, acude a tu ginecólogo. También puedes utilizar una prueba de embarazo de las que se compran en la farmacia, pero tu ginecólogo utilizará otros métodos para confirmar tu embarazo y saber de cuántas semanas estás.

### TRASTORNOS DE SALUD

Hay dos posibles causas médicas de los periodos irregulares: el síndrome del ovario poliquístico (SOP) y el hipotiroidismo.

El SOP es un desequilibrio hormonal que puede afectar a la ovulación y, además, puede dificultar que la mujer se quede embarazada. Si tu médico determina que esta es la causa de tus periodos irregulares, te recomendará el tratamiento más adecuado en función de la etapa de tu vida en la que te encuentres.

Tener SOP hace que ovules menos veces de lo normal, por lo cual el embarazo es menos probable, aunque no imposible. Si en algún momento hay ovulación y mantienes relaciones sexuales, te puedes quedar embarazada. Por eso, conociendo tus circunstancias, el médico te recomendará el método que deberás seguir, aunque la decisión definitiva siempre la tomarás tú.

El hipotiroidismo aparece cuando tu glándula tiroides no produce hormonas suficientes. Es un problema que se trata de forma similar al SOP, con suplementos de hormonas tiroideas.

## ESTILO DE VIDA

Si no estás embarazada y tampoco padeces ninguno de los trastornos que hemos descrito anteriormente, puede que tus periodos irregulares se deban a alguno de los factores siguientes:

- Estrés emocional.
- Consumo de drogas.
- Lactancia: muchas mujeres no tienen la regla mientras están dando de mamar a sus bebés.
- Cambio brusco de peso: aunque estar por debajo de tu peso normal suele ser causa de la falta de regla, la obesidad también puede causar problemas menstruales.
- Trastornos de la alimentación, como la anorexia o bulimia.
- Ejercicio intenso y continuado: muchas atletas tienen periodos irregulares.
- Medicamentos como los anticonceptivos hormonales, que pueden hacer que tus reglas sean menos frecuentes.

# ¿CUÁNDO TENGO QUE VISITAR A MI GINECÓLOGO?

Acude a tu ginecólogo o a tu comadrona si dejas de tener la regla más de tres veces al año, si te viene antes de los veintiún días o después de treinta y cinco días, si sangras más de lo normal, si el sangrado dura más de siete días o si te duele.

No dejes nunca de consultar al médico si te encuentras en alguna de estas situaciones. Podría ser todo normal, pero también podría ser señal de algún problema de salud oculto que convenga detectar a tiempo.

## ¿SE PUEDEN REGULARIZAR LAS REGLAS?

Aunque el tratamiento dependerá de la causa de tus reglas irregulares, es importante también actuar ante cualquier trastorno o enfermedad subyacente que esté causando el problema.

Si tus reglas han sido siempre más o menos regulares y, de repente, notas un cambio, tu médico te realizará un examen y un análisis de sangre para comprobar cuáles son tus niveles hormonales y si la tiroides funciona correctamente.

En cualquier caso, para mantener una vida saludable y regularizar los ciclos, puedes hacer lo siguiente:

- Mantén un peso saludable.
- Adelgaza si tienes sobrepeso.
- Engorda si estás por debajo de tu peso saludable.
- Ingiere más calorías si tienes algún trastorno de la alimentación.
- Disminuye el nivel de ejercicio físico si es demasiado intenso.

- Controla el estrés.
- Toma anticonceptivos hormonales.
- Toma suplementos hormonales si estás al principio de la menopausia.

## ¿PUEDO SABER CUÁNDO ME VENDRÁ LA REGLA?

Si tu ciclo es irregular, puedes estar atenta a algunas señales del cuerpo que te avisan de que la regla está cerca:

- calambres o rigidez en la espalda
- pesadez o inflamación de los pechos
- dolor de cabeza
- brotes de acné
- problemas para dormir bien
- cambios de humor
- hinchazón del abdomen

Además, sabemos que la regla viene catorce o quince días después de ovular. Si eres capaz de darte cuenta de cuándo estás ovulando, puedes hacer el cálculo y saber cuándo te va a venir la regla.

Las señales del cuerpo que te avisan de que estás ovulando son:

- un flujo un poco viscoso y que forma «hilos»
- pechos un poco más hinchados de lo normal
- aumento del deseo sexual

## ¿QUÉ OCURRE EN LA MENOPAUSIA?

El ciclo menstrual cambia cuando la mujer se acerca a la menopausia. Esto suele empezar a ocurrir a partir de los cuarenta años. Los periodos se acortan o se alargan, el sangrado se vuelve más intenso o más ligero. Aparecen los primeros sofocos y sudores nocturnos, problemas para dormir, sequedad vaginal, cambios de humor, dificultad para concentrarse y otros problemas, como vello facial.

Si estos síntomas te están dificultando llevar una vida normal, acude a tu médico.

## ¿CANSANCIO Y FATIGA ANTES DE LA MENSTRUACIÓN?

Como hemos dicho, el ciclo menstrual es diferente en cada mujer y cada una lo experimenta a su manera. Sin embargo, es muy habitual sentir cansancio y fatiga los días anteriores a la regla y los dos o tres primeros días del ciclo menstrual.

El sentido común nos dice que en esos días es conveniente descansar más, pero el ejercicio suave también puede ayudar. Si estás habituada a hacer deporte, puedes bajar un poco el ritmo en esos días.

Cuidar la alimentación también es importante. Si reduces el consumo de sal evitarás la hinchazón abdominal. También puedes aumentar un poco el consumo de carbohidratos para no tener «bajones» de glucosa.

Los métodos de relajación, el yoga o los ejercicios de respiración también te pueden ayudar a mejorar tu estado de ánimo.

## ¿TENGO ANEMIA?

Si la fatiga no desaparece después de la regla y te sientes tan cansada que no puedes llevar una vida normal, debes acudir al médico.

En las mujeres jóvenes, la menstruación puede ser causa de anemia. La anemia es una disminución en la sangre de glóbulos rojos, los cuales transportan el oxígeno a las demás células. La fatiga aparece si se reduce el número de glóbulos rojos.

Una menstruación normal no tiene por qué causar anemia. Sin embargo, en ocasiones, las reglas muy abundantes pueden causar diversos síntomas:

- cansancio crónico y malestar general
- dolor de cabeza
- caída del cabello
- depresión
- pérdida de deseo sexual
- reglas irregulares

La anemia se produce cuando el organismo pierde hierro, un mineral fundamental para el buen funcionamiento de las células. La pérdida de hierro puede ser debida a otras causas diferentes de la menstruación, como el deporte muy intenso o algunas enfermedades (por ejemplo, el cáncer o algunos trastornos intestinales).

Para mejorar tu ingesta de hierro es recomendable comer muchas verduras de hoja verde, legumbres, carnes rojas, huevos y frutos secos. Además, como la vitamina C es imprescindible para que el cuerpo absorba y metabolice el hierro, también es importante que comas fruta.

Si el médico detecta anemia, te recetará suplementos de hierro o polivitamínicos, que son recomendables sobre todo en épocas de mucho estrés.

## ¿POR QUÉ TENGO PICORES INDESEABLES?

¿Has notado un aumento de flujo vaginal y sientes picores en los genitales externos? Si la respuesta es sí, debes acudir al ginecólogo. Lo primero que hará será descartar que tengas una infección, pero puede que haya otra causa del problema.

El flujo vaginal es normal en la edad fértil, pero un flujo vaginal que de repente cambia de color, olor, consistencia y cantidad puede estar avisándonos de una infección.

La infección puede producir también dolor al orinar o al mantener relaciones sexuales. Muchas mujeres acuden a urgencias o a la farmacia cuando tienen este problema y reciben un tratamiento farmacológico, pero, a menudo, la infección regresa al cabo de unos días. Es uno de los trastornos que más preocupa a las mujeres, ya que les impide llevar una vida normal.

El ginecólogo hará una exploración de tus genitales externos para determinar si tienes una infección por cándida o por otro microbio. Si es necesario, pedirá que te hagan un cultivo del flujo vaginal. Si en efecto esta es la causa del problema, te dará el tratamiento adecuado.

Puede haber otras causas de picor vaginal, por ejemplo:

- **Inflamación de la vulva debido a una alergia.** Produce picor, escozor, dolor al orinar y aumento del flujo, por lo que es difícil distinguirla de una infección. Puede deberse a una higiene insuficiente o excesiva, o por el uso de productos higiénicos inadecuados.
- **Inflamaciones de la piel.** El eczema o la psoriasis también producen picor y quemazón. Si estos trastornos afectan a los genitales, es normal que tengas estos síntomas. Acude a tu médico y te recetará el tratamiento adecuado.

- **Sequedad vaginal.** La sequedad vaginal es normal en la menopausia, cuando disminuye el nivel de estrógenos. Puede producir dolor durante las relaciones sexuales, picor y flujo vaginal anormal. También provoca que la mujer sea más sensible a las infecciones. Sin embargo, la sequedad vaginal también puede estar causada por otros factores, como algunos fármacos, anticonceptivos hormonales, antidepresivos, tratamientos como la quimioterapia o la radioterapia, y puede producirse de forma natural en algunas etapas, como después del parto o durante la lactancia materna.

**CONSEJOS PARA PREVENIR EL PICOR**

Hay ciertos gestos cotidianos que pueden perjudicar la delicada piel de la vulva y alterar su equilibrio natural. Por ello, deberías evitar lo siguiente:

- Lavarte excesivamente con jabones.
- Usar, durante los días que no tienes la regla, compresas y *salvaslips* blanqueados.
- Utilizar ropa interior sintética y muy ajustada.
- Bañarte con fragancias que contengan parabenos.

## ¿QUÉ LES PASA A MIS PECHOS?

Como hemos visto en capítulos anteriores, el pecho de la mujer cambia a lo largo del ciclo menstrual. Por eso es habitual que en algún momento notes que tus pechos no son simétricos o, incluso, encuentres alguna irregularidad en el tejido. Por lo general, estos cambios son pasajeros y completamente normales.

Si de repente notas un bulto en el pecho, no te asustes. Puede ser un nódulo. Los nódulos benignos son lisos, están bien delimitados y son móviles. Tu ginecólogo confirmará que se trata de un nódulo benigno con una ecografía mamaria, que también le dará información sobre qué tipo de nódulo se trata.

## AUTOEXPLORACIÓN DE LOS PECHOS
Cuando te palpes el pecho, puedes encontrar irregularidades que, a veces, pueden llegar a asustarte por falta de información. Veamos a continuación los posibles casos:

- **Quistes de líquido.** Los quistes de líquido pueden aumentar o disminuir de tamaño a lo largo del ciclo. Si notas un bulto en el pecho, fíjate en si cambia de tamaño durante la ovulación. Es posible que desaparezca durante los días de regla. Si el bulto es doloroso, el médico puede hacer una pequeña intervención para eliminar el líquido.
- **Fibroadenomas.** Los fibroadenomas son frecuentes durante la pubertad y el embarazo. Disminuyen de tamaño después de la menopausia. Son benignos, pero el ginecólogo querrá hacer un control cada cierto tiempo para comprobar que no han cambiado de forma ni de tamaño.
- **Bultos de grasa.** Los bultos de grasa se forman debajo de la piel y suelen ser blandos al tacto. Si crecen, acude al ginecólogo, que valorará si hay que extirparlo para prevenir el riesgo de infecciones.

## ¿QUÉ INDICAN LAS MANCHAS EN LOS PECHOS?
Debido a la edad o a causas genéticas, a veces pueden aparecer manchas en los pechos. Las manchas marrones suelen deberse a cambios en la piel a causa del paso del tiempo. Estas manchas normalmente aparecen en los pliegues de la piel, como en la parte inferior de los pechos.

Las manchitas rojas y redondeadas se producen por un cúmulo de vasos sanguíneos. Son totalmente benignas y suelen aparecer con la edad.

El enrojecimiento del pecho acompañado de dolor puede ser síntoma de mastitis, una inflamación de los conductos de la leche. Aunque es más frecuente durante la lactancia materna, puede aparecer en cualquier momento y deberse a una infección. Si te encuentras en esta situación, acude a tu ginecólogo lo antes posible.

### ¿ES NORMAL QUE EL PECHO DUELA?

No me cansaré de insistir: el dolor nunca es normal. Es bastante común tener una sensación de pesadez o hinchazón en el pecho los días anteriores a la regla, pero nunca dolor.

Este puede tener diferentes causas. Los cambios hormonales en la menopausia pueden producir un aumento del nivel de estrógenos que haga que los pechos se hinchen más de lo normal. Si tienes unas mamas muy fibrosas, también puede que sientas dolor, pero esto se soluciona fácilmente utilizando un sujetador que recoja bien el pecho. El dolor también puede estar causado por un problema muscular o un golpe en una zona cercana a las mamas.

En todo caso, si te duele, acude a tu ginecólogo.

### ¿CUÁNDO SALE LÍQUIDO DE LOS PEZONES?

Se llama *secreción del pezón* y es normal después de tener un bebé, cuando los pechos producen leche.

En otras épocas de la vida pueden producirse secreciones anormales del pezón debidas a diferentes causas, como una enfermedad en el pecho, el consumo de determinados medicamentos o un problema en la glándula endocrina.

Si te ocurre, no te asustes. Casi siempre es un trastorno benigno, pero debe revisarlo un médico.

Si la secreción contiene pus o huele mal, puede deberse a una infección de la mama. En este caso es posible que también tengas fiebre, dolor e hinchazón en el pecho.

Si el líquido es transparente o contiene sangre, es posible que solo te ocurra en uno de los dos pechos. La causa probable es un papiloma. Si el líquido es verdoso puede ser debido a una mastopatía fibroquística. Sea cual sea la causa, tu médico te dará el tratamiento adecuado.

El cáncer de mama rara vez causa secreción en el pecho.

# 8

# LA PREVENCIÓN, LA MEJOR MEDICINA

Visita a tu ginecólogo con regularidad. Los programas de prevención han demostrado ser la mejor manera de aumentar los índices de supervivencia de enfermedades graves, como el cáncer de mama o de cérvix. La visita regular al ginecólogo permite detectar a tiempo el riesgo o la aparición de alguna enfermedad en las primeras etapas, de forma que el tratamiento es muy efectivo y las intervenciones son mucho menos invasivas y traumáticas.

Por ejemplo, detectar un cáncer de mama en una mamografía, cuando las células malignas son imperceptibles al tacto, es mucho más efectivo que la palpación de las mamas, en las que solo se puede notar un tumor cuando ya ha alcanzado un tamaño considerable.

Una intervención quirúrgica sobre tumores muy pequeños es mucho más llevadera y deja menos secuelas en las mujeres. Además, la detección precoz permite que se aplique radioterapia intraoperatoria, que elimina las sesiones de radioterapia y facilita la cirugía plástica en el pecho.

A continuación, describimos cuál es la función de prevención de la visita al ginecólogo para cada una de las enfermedades más graves.

# CÁNCER DE MAMA: DETECTARLO A TIEMPO PUEDE SALVARTE LA VIDA

La detección precoz del cáncer de mama es posible gracias a las visitas regulares al ginecólogo. Las mamografías y las ecografías mamarias permiten detectar el cáncer en etapas muy iniciales, lo que facilita encontrar un tratamiento curativo. Cuanto antes se detecte, menos agresivo será el tratamiento.

Cuando el cáncer se encuentra en etapas muy tempranas no produce síntomas, y para detectarlo son necesarias técnicas como la mamografía o la ecografía. Si tu ginecólogo detecta alguna anormalidad gracias a estas pruebas, tendrá que realizar otros análisis para confirmar la existencia de la enfermedad.

Las ventajas de detectar el cáncer de mama cuando aún no está extendido son, principalmente, las siguientes:

- El tratamiento será menos agresivo y más eficaz que si la enfermedad estuviera en una etapa más avanzada.
- Los efectos secundarios del tratamiento serán menores y, por lo tanto, la calidad de vida durante esa época será mucho mejor.
- Al no permitir que el cáncer se desarrolle, también hay muchas menos posibilidades de que se extienda, es decir, de que se produzca una metástasis.

La mamografía permite detectar tumores muy pequeños que no son palpables. La autoexploración no debe ser el único método de prevención, ya que el cáncer puede tratarse mucho mejor cuando el tumor aún no se nota al tacto y solo puede verse con la mamografía.

La mayoría de los programas de prevención actuales de nuestro sistema de salud permiten que las mujeres entre cincuenta y sesenta y nueve años se hagan una mamografía cada dos años. Este es el periodo de edad en el que los programas de prevención han demostrado tener mayor eficacia.

Personalmente, te recomiendo que te hagas una mamografía anual a partir de los cuarenta años. A veces, los resultados de la mamografía hacen que sea necesario realizar más pruebas, para descartar o confirmar que se trata de cáncer.

Si te haces mamografías regularmente y los resultados son negativos, pero tú notas alguna molestia en el pecho, como dolor, un bulto o secreción en el pezón, acude a tu médico.

## ¿Y SI TENGO CÁNCER DE MAMA?

Cuando se detecta un cáncer de mama, puede estar en una de las situaciones siguientes:

- *In situ*: cuando no se ha movido del lugar donde se ha iniciado, es decir, no ha traspasado la membrana basal que separa el tejido de la mama de la zona donde ya hay estructuras sanguíneas o linfáticas.
- **Infiltrante**: cuando ha salido del lugar donde se originó y ha invadido el tejido de la mama, es decir, que ya ha traspasado la membrana basal.
- **Con diseminación linfática**: cuando las células cancerosas han llegado a los ganglios de la axila a través de la linfa.
- **Con diseminación a través de la sangre (metástasis)**: cuando las células cancerosas alcanzan otros órganos del cuerpo transportadas por la sangre.

No conocemos exactamente las causas del cáncer de mama, pero sí sabemos que algunas mujeres tienen mayor predisposición (más factores de riesgo) que otras a padecerlo.

Un factor de riesgo es una característica que aumenta las posibilidades de que una persona desarrolle una enfermedad, aunque dicha característica no sea la causa de la enfermedad. Algunos factores de riesgo se pueden evitar (como fumar), mientras que hay otros que no.

Los principales factores de riesgo de padecer cáncer de mama son:

- **La edad:** el riesgo aumenta a partir de los cincuenta años. El cáncer de mama es menos frecuente antes de la menopausia.
- **Los antecedentes familiares:** las mujeres que tienen un familiar directo (madre, hermana o hija) que haya sufrido un cáncer de mama tienen más posibilidades de desarrollarlo. Este factor es aún más relevante si la familiar ha tenido la enfermedad antes de la menopausia.
- **Factores genéticos:** hay algunas mutaciones genéticas que parece que predisponen a las mujeres a tener cáncer de mama.
- **Estrógenos:** los estrógenos son las hormonas que controlan la ovulación y también el desarrollo de las mamas. La producción de estrógenos disminuye con la menopausia. Hay estudios que indican que las mujeres que han estado expuestas a los estrógenos más años tienen más riesgo de tener cáncer de mama. Serían casos como los siguientes:

  ✓ Las mujeres que han tenido la primera regla antes de los doce años o la menopausia después de los cincuenta y cinco.
  ✓ Las mujeres que han tenido su primer hijo después de los treinta años.
  ✓ Las mujeres que nunca han tenido hijos.
  ✓ Las mujeres que utilizan terapias hormonales en la menopausia.

- El sobrepeso u obesidad después de la menopausia.
- No hacer ejercicio físico.
- Fumar y beber alcohol.

El cáncer de mama en sus etapas iniciales no suele presentar ningún síntoma. Si se diagnostica en una fase muy inicial es gracias a que la mujer está siguiendo los programas de prevención de cáncer de mama, es decir, se hace las mamografías periódicas que su ginecólogo le indica.

Si el cáncer se encuentra en una fase más avanzada, los síntomas suelen ser la aparición de un bulto en la mama o la axila, irregularidades o cambios de tamaño en un pecho, cambios de color en la piel o cambios en el pezón.

De todos modos, estos síntomas también pueden ser señal de otras dolencias de los pechos, por lo que no te asustes si te parece notar alguno. Lo fundamental es que acudas al ginecólogo para determinar cuál es el problema.

### ¿QUÉ PRUEBAS TENDRÁN QUE HACERME SI EN LA MAMOGRAFÍA APARECE ALGO ANORMAL?

En caso de que el médico sospeche que puedes tener cáncer de mama, pedirá que te hagas algunas de las pruebas diagnósticas siguientes:

- **Ecografía de la mama.** A través de ultrasonidos, puede detectarse si hay alguna anormalidad en el tejido mamario. La ecografía ayuda a explorar mamas muy densas y a observar bien las posibles lesiones.
- **Resonancia magnética.** Es una prueba en la que se explora el cuerpo a través de ondas magnéticas. Esta técnica es muy sensible, ya que ve todas las lesiones malignas sin que se le escape ninguna. Sin embargo, es poco específica, ya que puede confundir algunas lesiones benignas con otras

malignas. Por eso solo se utiliza en algunos casos concretos, como en mujeres con mucho riesgo de padecer cáncer de mama o aquellas que padecen nódulos malignos y hay que confirmar de qué tipo son.

- **Punción.** Se introduce una aguja muy fina en el nódulo que se haya formado en el pecho para extraer células de su interior y analizarlas.
- **Biopsia.** Se extrae una pequeña parte de tejido para analizar las células y así saber si son malignas.
- **Análisis de los receptores hormonales.** Después de la biopsia, se analiza si las células malignas encontradas crecen con los estrógenos y la progesterona. Saberlo será muy importante para determinar un tratamiento.
- **Análisis genético.** Hay un gen que produce cierta proteína que puede hacer que las células cancerígenas se reproduzcan con mayor rapidez. Al saber si tienes este gen, también se puede aplicar el tratamiento adecuado.
- **TAC.** Es una prueba que permite tener imágenes muy precisas del cuerpo a través de rayos X.
- **Gammagrafía ósea.** Es una prueba que sirve para saber si el cáncer se ha extendido a los huesos.

Si se confirma que existe un cáncer, los tratamientos que pueden realizarse para curarlo incluyen cirugía, radioterapia, quimioterapia y tratamiento hormonal.

## CÁNCER DE ENDOMETRIO

Como hemos explicado, el endometrio es el tejido que recubre el interior del útero, y que se engrosa o adelgaza dependiendo del momento del ciclo menstrual en que nos encontremos.

Cuando se forman células cancerosas en este tejido, hablamos de cáncer de endometrio.

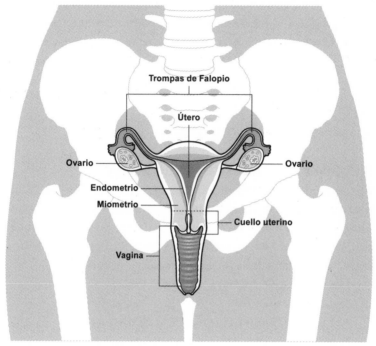

Partes del aparato sexual femenino
*Fuente*: https://www.partesdel.com/wp-content/uploads/Partes-del-aparato-reproductor-femenino.jpg

Según las estadísticas, los factores de riesgo de padecer un cáncer de endometrio son los siguientes:

- Padecer hiperplasia del endometrio. Se trata de un crecimiento anormal de este tejido.
- Sufrir el síndrome metabólico. Se trata de un conjunto de trastornos que se dan al mismo tiempo: exceso de grasa en el abdomen, niveles altos de azúcar en la sangre, presión arterial alta y niveles altos de triglicéridos.

- Tener obesidad.
- No haber tenido hijos.
- Haber tenido la menstruación a una edad muy temprana.
- Llegar a la menopausia a una edad muy avanzada.
- Tener familiares directos que hayan sufrido cáncer de útero.
- Padecer el síndrome de ovario poliquístico, del que hablaremos más adelante.

El cáncer de mama y el de endometrio son parecidos, ya que el origen de ambos está relacionado con los estrógenos.

## SÍNTOMAS DEL CÁNCER DE ENDOMETRIO

El cáncer de endometrio debe ser detectado con pruebas clínicas, pero hay ciertos síntomas que pueden indicar que tenemos esta enfermedad. De todos modos, estos síntomas también pueden indicar otros tipos de trastornos, por eso la única forma de detectar un cáncer es mediante pruebas.

Los síntomas son los siguientes:

- Sangrado cuando no tienes la menstruación.
- Sangrado después de la menopausia.
- Pese a que son menos frecuentes, también se puede sentir dolor al orinar, al mantener relaciones sexuales o en la pelvis.

Si tienes cualquiera de estos síntomas, acude a tu médico. No tiene por qué tratarse de un cáncer de endometrio, pero puede ser señal de algún trastorno y debe controlarse.

Cuando el médico te realice la citología, puede aparecer un resultado que indique que hay alguna alteración en el endometrio. Como el endometrio se encuentra en el interior del útero, la citología, que analiza las células del cuello del útero, no es el método que se utiliza para diagnosticar el cáncer de endometrio, pero los resultados obtenidos sí que pueden alertar al médico de que hay alguna alteración en ese órgano.

En este caso, será necesario extraer una pequeña muestra del tejido del interior del útero para analizarla. Las pruebas que se utilizan para este análisis son las siguientes:

- **Biopsia de endometrio:** se introduce un pequeño tubo por el cuello uterino y se extrae una muestra del tejido para analizarlo.
- **Histeroscopia:** se introduce un instrumento que permite ver el interior del útero en una pantalla.
- **Ecografía:** permite ver si hay alguna alteración en la forma del útero o algo anormal en el endometrio.

Al igual que ocurre con el cáncer de mama, cuanto antes se detecte la presencia de células cancerosas en el útero, antes podrá empezarse el tratamiento y las posibilidades de curarlo serán más altas.

La visita regular al ginecólogo hará que valore la necesidad de realizar pruebas para comprobar que tu endometrio está libre de células cancerosas; de esta manera, si aparece la enfermedad, se detectará en un estadio muy temprano y podrá tratarse a tiempo.

Los tratamientos habituales para curar el cáncer de endometrio son la cirugía, la radioterapia, la quimioterapia y la terapia con hormonas. El tratamiento más habitual es la cirugía. En la mayoría de los casos será necesario extraer el útero (lo que conocemos como histerectomía), pero a veces pueden realizarse tratamientos más conservadores.

## ¿QUÉ PUEDO HACER PARA PREVENIR EL CÁNCER DE ENDOMETRIO?

Hay ciertas cosas que podemos hacer para evitar padecer cualquier tipo de cáncer, y que como médicos siempre repetimos. Las más importantes son las siguientes:

- No fumar.
- No beber alcohol.
- Tener un peso saludable.
- Hacer ejercicio regularmente.

Aunque conocemos los factores de riesgo de este tipo de cáncer, como hemos dicho anteriormente, no siempre afecta del mismo modo a todas las mujeres, así que la mejor forma de prevenir es acudir con regularidad a tu ginecólogo y realizar las pruebas que te recomiende.

## CÁNCER DE OVARIO

Hoy en día los ginecólogos nos hallamos ante un gran reto a la hora de encontrar un método eficaz para detectar de forma precoz el cáncer de ovario. En la actualidad, solamente un 20 % de los cánceres de ovario se detectan en estadios iniciales de la enfermedad.

La citología, que nos ayuda a encontrar anomalías en las células del útero, no nos dice si hay cáncer de ovarios. En muchos casos, como tampoco hay síntomas al principio de la enfermedad, esta se detecta cuando ya se ha extendido. Por eso, el cáncer de ovarios es uno de los más difíciles de curar.

Para poder diagnosticar un cáncer de ovario, disponemos de las siguientes pruebas y exámenes:

- **Exploración ginecológica.** A partir de tu historia clínica, de tus antecedentes familiares y personales, y de la exploración física que realice, el ginecólogo podrá saber si existe alguna alteración en tu organismo y, gracias a esta información, podrá pedir otras pruebas más específicas.

- **Citología.** Aunque no nos dice exactamente si existe un cáncer de ovario, sí que nos dará información sobre el estado hormonal del sistema reproductor y nos permitirá descartar otras posibles enfermedades.
- **Análisis de sangre.** Puede servir para detectar si existe alguna señal de tumor.
- **Ecografía.** Esta es la prueba más útil para detectar un posible tumor en los ovarios, ya que gracias a ella podremos observar si hay alguna malformación y sus características. Si hay un tumor, podremos saber con esta prueba si es benigno o maligno.

Si efectivamente existe cáncer, tendremos que determinar de qué tipo es. Los tumores en los ovarios se clasifican dependiendo del grado de diferencia que tienen con las células sanas. Cuanto menos diferentes sean del tejido original, más fácil será curarlos. Pero, sobre todo, se clasifican por el tipo de célula que los han originado, que puede ser epitelial, germinal, granulosa, etc. En el ovario hay muchos tipos de células diferentes y todas pueden generar tumores, tanto benignos como malignos. Además, también pueden aparecer tumores típicos de otras zonas del aparato genital, como los linfomas o los tumores de endometrio.

## ¿QUÉ MUJERES TIENEN MÁS RIESGO DE PADECER CÁNCER DE OVARIOS?

Igual que en el caso de las enfermedades de las que hemos hablado anteriormente, los factores de riesgo nos sirven para saber en qué casos los ginecólogos debemos prestar más atención a la posibilidad de que una mujer tenga esta enfermedad.

En el caso del cáncer de ovarios, los principales factores de riesgo son los siguientes:

- Edad. Es más probable tener un cáncer de ovarios después de la menopausia. La mayor parte de los casos se diagnostican después de los cuarenta y cinco años.
- Obesidad. Como ocurre con otros tipos de cáncer, la obesidad también es un factor de riesgo.
- No haber tenido hijos.
- No haber dado de mamar a los hijos.
- Haber tenido la primera regla muy pronto y la menopausia muy tarde.
- Antecedentes familiares: hay más riesgo si un familiar directo (madre, hermana o hija) ha tenido esta enfermedad.
- Alteraciones genéticas.

## SÍNTOMAS DEL CÁNCER DE OVARIO

Cuando la enfermedad está en fases muy iniciales, no produce síntomas. Cuando está más avanzada, pueden aparecer señales que a veces se confunden con otro tipo de trastornos. Por eso, debes acudir al médico si notas alguno de los síntomas siguientes:

- hinchazón abdominal
- sensación de saciedad rápida al comer
- pérdida de peso
- molestias o dolor en la pelvis
- estreñimiento o diarreas
- ganas de orinar frecuentemente

Si tienes antecedentes familiares de cáncer de ovario o de mama, debes informar al médico.

Igual que ocurre con los demás tipos de cáncer, hay algunos factores que pueden ayudarte a prevenir la enfermedad. El principal es ser cuidadosa con tus hábitos cotidianos:

- No fumes.
- No bebas alcohol.
- Haz ejercicio regularmente.
- Mantén una alimentación sana.
- Hazte regularmente revisiones ginecológicas.

# CÁNCER DE CUELLO DE ÚTERO

El cuello del útero o cérvix es la parte que conecta el útero con la vagina. Es un conducto estrecho, que el ginecólogo puede ver cuando introduce un espéculo en la vagina, de donde obtiene células para ser analizadas cuando te hace la citología.

Esta parte del útero está recubierta de una mucosa. La que está en la parte que conecta con la vagina se llama *ectocérvix*, y la que recubre el cuello uterino por dentro se llama *endocérvix*. Cuando hay cáncer en esta parte del cuerpo, la mayoría de las veces se produce en la parte donde se unen el ectocérvix y el endocérvix.

Este tipo de cáncer se produce cuando las células normales del cuello del útero empiezan a transformarse y crecen de manera descontrolada.

Se trata del sexto tipo de cáncer más frecuente en España, por detrás del cáncer de mama, y es más frecuente en mujeres entre cuarenta y cincuenta y cinco años de edad.

Hay diversos factores que están relacionados con el riesgo de padecer esta enfermedad, pero el más importante es la infección por el virus del papiloma humano (VPH), que está presente en el 99 % de los casos de cáncer de cérvix.

## TODO LO QUE DEBES SABER SOBRE EL VIRUS DEL PAPILOMA HUMANO (VPH)

El VPH es un virus que se transmite a través de las relaciones sexuales. El riesgo de contagiarse aumenta cuanto mayor sea tu actividad sexual o si mantienes relaciones sexuales con alguien que haya tenido muchas parejas.

Afortunadamente, la mayoría de las veces la infección por el virus desaparece por sí sola gracias a las propias defensas. Aún no sabemos por qué algunas infecciones por VPH desaparecen y otras desarrollan células cancerosas. El riesgo de que el virus cause cáncer aumenta entre los veinte y los treinta años. A partir de los cuarenta, aunque el riesgo sigue existiendo, es mucho menor.

Cuando vayas al ginecólogo a hacerte la revisión, una de las cosas más importantes que hará será comprobar a través de una citología si tus células del cuello del útero están contaminadas con el virus del VPH.

Si una mujer no tiene el virus, han de pasar por lo menos cinco años para que desarrolle lesiones premalignas avanzadas por una nueva infección. Por eso, cuando se descarta que una mujer tenga el virus, se pueden dejar pasar cinco años para volver a hacer el análisis.

El trabajo de prevención que se está haciendo desde las consultas de ginecología gracias a las citologías está consiguiendo que el cáncer de cérvix se detecte con más antelación, a menudo antes de que el virus pueda desarrollar células cancerosas. Por eso, es uno de los cánceres que se puede curar con más probabilidad.

## ¿POR QUÉ ES IMPORTANTE VACUNAR A TU HIJA CONTRA EL VPH?

La vacuna del VPH protege frente al 70 % de los cánceres de cuello de útero. Desde 2008, esta vacuna forma parte del calendario de vacunación oficial de las niñas entre once y catorce años.

Como ya hemos explicado, este virus se transmite por vía sexual. No es necesario que haya penetración para contagiarse: el contacto con la piel de los genitales también puede contagiar el virus.

La mayoría de personas, tanto hombres como mujeres, han estado en contacto con el virus del papiloma humano después de empezar a ser sexualmente activos. Algunas personas se contagian más de una vez. Normalmente el virus desaparece sin necesidad de tratamiento, pero en ocasiones puede permanecer y provocar cáncer. Después del tabaco, el VPH es la segunda causa de cáncer.

La vacuna se aplica en dos o tres dosis. Cuando se inyectan en el cuerpo humano, el sistema inmunitario aprende a reconocer la estructura del virus y genera anticuerpos que circulan por la sangre y las mucosas del cuerpo. Cuando el virus entra en el organismo, los anticuerpos lo detectan, se adhieren a su superficie y le impiden entrar en las células.

Recientemente, se ha creado una vacuna de segunda generación que alcanza una protección del 90 %. Se ha demostrado que la vacuna ayuda a prevenir recaídas en mujeres que han tenido la infección y han sido tratadas.

Los científicos creen que, gracias a estas vacunas, en una generación se podrá erradicar el cáncer de cuello de útero.

La vacuna tiene los mismos efectos secundarios que las demás. En algunos casos puede producir fiebre, mareos o náuseas, pero es más bien un efecto asociado al hecho de poner la inyección que a la sustancia con la que está fabricada la vacuna. No hay ningún peligro.

Hay quien se preguntará por qué la vacuna se administra a las adolescentes y no a las mujeres adultas. La razón es que la vacuna es mucho más efectiva antes de empezar a mantener relaciones sexuales. Sin embargo, también es debido a una cuestión económica. La vacuna es muy cara y, hoy por hoy, los sistemas de salud prefieren hacer esta inversión en las adolescentes.

Hasta hace pocos años, el VPH solo se relacionaba con el cáncer del cuello de útero, pero recientemente se ha descubierto que también puede tener que ver con el cáncer anal, el vaginal, el de pene, el de vulva, el de boca y el de faringe. Por eso, muchos países se están planteando ya que la vacuna se administre también a los chicos.

## OTROS FACTORES QUE PUEDEN INFLUIR EN EL CÁNCER DE CUELLO DE ÚTERO

El VPH asociado a otros factores aumenta los riesgos de tener cáncer de cuello de útero, por ejemplo:

- Fumar.
- La promiscuidad sexual, porque aumenta el riesgo de contagiarse con el VPH.
- Empezar a tener relaciones sexuales a una edad muy temprana, porque aumenta el riesgo de contagiarse con el VPH.
- Tener un sistema inmunitario debilitado por el uso de medicamentos.
- Tener herpes genital o VIH.
- Utilizar anticonceptivos orales.

## SÍNTOMAS DEL CÁNCER DE CUELLO DE ÚTERO

En las fases iniciales, como ocurre con otros tipos de cáncer, esta enfermedad no provoca síntomas. Por eso son tan importantes las revisiones y los programas de detección precoz. Cuando ya está desarrollado, el cáncer de cuello de cérvix puede producir los síntomas siguientes:

- sangrado entre menstruaciones
- dolor al mantener relaciones sexuales
- sangrado más abundante de lo normal

- sangrado después del coito o durante el examen en la consulta del ginecólogo
- aumento de la secreción vaginal, sobre todo si es maloliente
- sangrado después de la menopausia

Estos síntomas no tienen por qué indicar un cáncer, pero siempre señalan que hay algún problema. Por eso, si detectas alguno de estos síntomas, acude al especialista.

## LA CITOLOGÍA TE PROTEGE

La citología puede detectar hasta un 90 % de los cánceres de cérvix, incluso antes de que aparezcan los síntomas. Por ese motivo, los índices de curación han aumentado de forma espectacular en los últimos años.

Si todas las mujeres se hiciesen revisiones ginecológicas regularmente, la mortalidad por esta enfermedad podría eliminarse completamente.

## OTRAS PRUEBAS PARA DIAGNOSTICAR LA ENFERMEDAD

Si la citología o el examen ginecológico detectan alguna formación extraña en el cuello del útero, el ginecólogo hará una biopsia, es decir, tomará una muestra del tejido y la enviará a analizar al laboratorio. Si se confirma que tienes cáncer, el médico realizará otras pruebas, como una exploración de la pelvis, una radiografía y otros análisis para saber si el cáncer puede haberse extendido a otros órganos del cuerpo.

El tratamiento dependerá del tamaño del tumor y de dónde se encuentre. Actualmente, las opciones son la cirugía y la radioterapia. La quimioterapia se aplica con menos frecuencia. A fin de preservar la fertilidad de la mujer, también existen métodos quirúrgicos.

## CÁNCER DE VULVA Y VAGINA

Otra de las enfermedades que el virus del papiloma humano puede provocar es el cáncer de vagina o de vulva. Este tipo de cáncer es menos conocido que el cáncer de útero, pero también puede prevenirse gracias a los controles ginecológicos periódicos y las citologías.

Igual que en los otros tipos de cáncer, en sus etapas iniciales esta enfermedad no provoca síntomas. Cuando ya se ha desarrollado, pueden aparecer los síntomas que explicaremos a continuación.

En el cáncer vaginal:

- sangrado anormal, fuera de la menstruación, después de la menopausia o más abundante de lo normal
- sangre en las heces o la orina
- problemas digestivos
- dolor en la pelvis, en la parte inferior del estómago y entre las caderas, al orinar o al tener relaciones sexuales

En el cáncer de vulva:

- picor en la vulva o sangrado
- cambios en el color de la piel de la vulva, más roja o más pálida de lo normal
- llagas, bultos o úlceras en la vulva que no se curan
- dolor en la pelvis, sobre todo al orinar o al mantener relaciones sexuales

Si tienes alguno de estos síntomas, no necesariamente tiene que significar que tengas cáncer, pero indican que algo no va bien y debes acudir al médico.

Los factores de riesgo de estas enfermedades y los métodos de prevención son exactamente los mismos que para el cáncer de útero, ya que esta enfermedad también es causada por el virus del papiloma humano.

Gracias a los programas de prevención y detección precoz, esta enfermedad llega a desarrollarse en muy pocas ocasiones. Es una dolencia que prácticamente solo afecta a las mujeres que no se hacen controles ginecológicos periódicos.

## CÁNCER DE ANO

El cáncer de ano es un tipo poco frecuente de cáncer que ocurre en el conducto anal. Puede producir síntomas como sangrado y dolor. También pueden aparecer las señales siguientes:

- una masa o un bulto en el canal del ano
- picazón en el ano

El cáncer de ano está estrechamente relacionado con la infección por virus del papiloma humano. Hay ciertos factores que aumentan el riesgo de padecer esta enfermedad:

- Tener más de cincuenta años.
- Haber tenido un gran número de parejas sexuales a lo largo de la vida.
- Practicar sexo anal.
- Fumar.
- Haber padecido cáncer de útero, de vulva o de vagina.
- Tener el virus del papiloma humano (VPH), igual que ocurre con el cáncer de cérvix.

El cáncer de ano raras veces hace metástasis, pero cuando ocurre es muy difícil de tratar.

Como hemos visto, la prevención es la mejor forma de protegerse contra el VPH, principal causa de este cáncer.

En los últimos años, se han detectado muchos casos de hombres infectados con VPH que tienen riesgo de padecer cáncer de ano, por eso se están empezando a poner en marcha programas de prevención y citologías periódicas también para los hombres.

# 9

## LAS ENFERMEDADES Y LOS TRASTORNOS MÁS FRECUENTES

La visita ginecológica anual es, en algunos casos, el único contacto de las mujeres con el médico. Por esa razón, se trata de una ocasión excelente para hacer un examen de salud general y que en cierta manera el ginecólogo se convierta en el médico de cabecera de la mujer.

Como hemos visto en los capítulos anteriores, la función más importante de la consulta ginecológica es el trabajo de prevención con el que podemos garantizar un control de tu salud a largo plazo.

Si en la visita ginecológica anual detectamos ciertas enfermedades de forma prematura, tendremos la posibilidad de evitar problemas que en un futuro podrían convertirse en enfermedades difíciles de tratar.

### FALTA DE REGLA

Es lo que los ginecólogos llamamos *amenorrea*, y consiste en la ausencia de menstruación durante uno o más periodos. Cuando la regla falta durante un mes, no tiene por qué tener ninguna importancia, pero si hay ausencia de menstruación durante tres o más meses, es conveniente acudir al médico.

Como comentamos anteriormente, las niñas de más de dieciséis años que ya estén desarrolladas pero no tengan la regla también deberían acudir a una revisión ginecológica.

Las causas más frecuentes de la falta de regla son el embarazo y la menopausia. Si no te ha venido la regla, has mantenido relaciones sexuales y tus periodos suelen ser regulares, lo primero que debes hacer es comprobar si estás embarazada. Puedes hacerte una prueba de embarazo de las que se compran en la farmacia. Si el resultado de la prueba es negativo, espera unas semanas más, ya que la falta de regla puede deberse a un trastorno pasajero, pero si transcurrido este tiempo la regla sigue sin venirte, acude al ginecólogo. En un menor número de ocasiones, la falta de regla puede deberse a problemas en los órganos reproductivos o a un desequilibrio hormonal.

Dependiendo de la causa de la falta de regla, podrías notar también otros síntomas, por ejemplo:

- secreción de leche por el pezón
- caída del cabello
- dolor de cabeza
- problemas de visión
- exceso de vello facial
- dolor en la pelvis
- acné

Aparte del embarazo, las causas de la falta de regla pueden ser muy diversas. Como hemos visto, el embarazo es la más normal. Otras causas naturales son la lactancia materna, durante la cual la mayoría de las mujeres no tienen la regla, o la menopausia, que es el momento en que se acaba la etapa reproductiva de la mujer.

Las causas no naturales más frecuentes de falta de regla son las que explicamos a continuación:

- **Anticonceptivos.** En algunas ocasiones, a algunas mujeres deja de venirles la regla cuando toman determinados anticonceptivos hormonales. El DIU hormonal y la inyección anticonceptiva también pueden provocar que no te venga la regla.
- **Medicamentos.** Algunos medicamentos pueden alterar el sistema hormonal y provocar la falta de regla. Por ejemplo, los antipsicóticos, los antidepresivos o la quimioterapia para el tratamiento del cáncer, entre otros.
- **Estilo de vida.** Los hábitos o condiciones de vida que con más frecuencia tienen relación con que no te venga la regla son los siguientes:

  ✓ Un peso corporal demasiado bajo. Estar demasiado delgada, con un 10 % de peso por debajo de lo normal, puede provocar la falta de regla. Algunas funciones del cuerpo se ven alteradas, entre ellas la ovulación. Las mujeres con trastornos de la alimentación, como anorexia o bulimia, también pueden dejar de tener la regla.

  ✓ Practicar deporte de forma intensa. El entrenamiento riguroso puede causar la falta de regla. Esto puede ocurrirles a las atletas, las bailarinas de ballet y las deportistas que realizan entrenamientos muy intensos y continuados. El bajo nivel de grasa corporal también influye en la falta de menstruación.

  ✓ El estrés y los trastornos mentales. El estrés provoca desequilibrios hormonales que pueden alterar también la ovulación. Normalmente el problema desaparece cuando se supera el estrés.

## PROBLEMAS DE SALUD

Por lo general, la falta de regla se debe a un desequilibrio hormonal que puede estar causado por problemas de salud, como el síndrome del ovario poliquístico —del que hablaremos más adelante—, un problema de tiroides, un tumor benigno en la hipófisis o la menopausia prematura.

También hay otros problemas en el cuerpo que pueden ser la causa de la amenorrea. El síndrome de Asherman es una enfermedad que afecta al revestimiento del útero y a veces puede deberse a una cesárea o a un tratamiento quirúrgico realizado para eliminar fibromas uterinos. Las cicatrices que provocan dichos tratamientos impiden que el revestimiento del útero, que es el tejido que forma la sangre menstrual, se desprenda y entonces no aparece la regla.

La ausencia de órganos genitales por problemas de nacimiento o una malformación de la vagina también puede causar la falta de regla.

## CÓMO PREVENIR LA FALTA DE REGLA

Si eres una mujer sana y no tienes otros problemas de salud, la mejor forma de prevenir la falta de regla es llevar una alimentación saludable, no estar por debajo de tu peso normal y hacer ejercicio regular de forma moderada, evitando los entrenamientos de alta intensidad.

A la larga, la falta de regla —en función de la causa que la origine— puede comportar otros problemas; un ejemplo es la osteoporosis, una enfermedad que afecta a los huesos y provoca que pierdan calcio. En principio, los huesos están protegidos durante toda la vida fértil por los estrógenos.

## SANGRADO ANORMAL

Lo conocemos como *metrorragia*, y significa «sangrar fuera del periodo menstrual». Al igual que la falta de regla, este trastorno puede originarse por un desequilibrio de las hormonas. Es muy habitual entre las adolescentes cuando empiezan a tener la regla y también en las mujeres que están en la perimenopausia.

El sangrado anormal también puede deberse a algún problema de salud. Entre los más frecuentes están los siguientes:

- **Hiperplasia endometrial.** El endometrio, la capa que recubre el útero, se engrosa exageradamente debido a un trastorno hormonal. Esto ocurre cuando los niveles de estrógenos son altos y los de progesterona, bajos.
- **Cáncer de útero.** Como hemos visto en el capítulo anterior, la mejor manera de prevenir este problema es realizar las revisiones ginecológicas regularmente.
- **Embarazo ectópico.** Se produce cuando el embrión se implanta fuera del útero, lo que causa diversos problemas, entre ellos un sangrado anormal.
- **Miomas y pólipos del útero.** Son tumores benignos, pero que pueden causar diversos problemas, entre ellos el sangrado.
- **DIU.** Puede causar sangrados al alterar el revestimiento del útero.
- **Infecciones vaginales o cervicales provocadas por enfermedades de transmisión sexual.** Al verse dañados la vagina o el útero, puede aparecer sangre.
- **Menopausia.** La sequedad vaginal y la atrofia del endometrio producidos por la menopausia en ocasiones pueden provocar sangrado después de mantener relaciones sexuales.

En cualquier caso, si sangras fuera del periodo menstrual debes acudir a tu médico para que te haga un reconocimiento a fin de averiguar las causas de este trastorno. Es muy importante que lleves apuntadas las fechas de tus últimas reglas. Llevar un control en un calendario de las fechas en las que tienes la regla es una información muy valiosa que le servirá a tu ginecólogo para conocerte mejor.

Para averiguar la causa del sangrado anormal, es posible que el médico te haga un análisis de sangre para conocer tus niveles hormonas, ya que el desequilibrio entre estrógenos y progesterona puede ser una de las causas del sangrado. También te hará una ecografía para observar el estado de tus órganos genitales internos y comprobar si hay alguna parte dañada que esté causando la hemorragia.

El sangrado anormal no es una enfermedad en sí misma, sino un síntoma. El médico intentará averiguar cuál es la causa que está detrás del sangrado. Algunas veces es un problema hormonal. Cuando la causa sea el DIU, el médico lo retirará. En caso de que el problema esté en el útero o los ovarios, te hará seguir el tratamiento más adecuado para ti.

## PROBLEMAS DEL ÚTERO

### FIBROMAS O MIOMAS

Cuando te hagan la ecografía, es posible que el ginecólogo detecte ciertas formaciones en el útero. Pueden ser fibromas o miomas, tumores benignos que se forman en el tejido muscular o en la cavidad del útero.

Es algo muy común, hasta el punto de que aparecen en las ecografías de más de una cuarta parte de las mujeres en edad fértil, sobre todo entre los treinta y los cuarenta años. Pueden ser pequeños, con un diámetro de pocos milímetros, o grandes como una pelota de tenis o, incluso, de fútbol, pero no son malignos ni siempre causan síntomas.

Aunque no se sabe exactamente por qué aparecen los fibromas, sabemos que están relacionados con los niveles de estrógenos. Cuando los niveles de estrógenos están altos, por ejemplo durante el embarazo, los fibromas crecen más. Por eso, si tienes fibromas tu ginecólogo querrá hacerte ecografías frecuentemente cuando estés embarazada, para ir controlando si cambian de tamaño. También son más frecuentes en las mujeres cuyas madres o hermanas han tenido fibromas o en las mujeres de origen africano, por eso creemos que también debe influir un factor genético.

Cuando te acercas a la menopausia y los niveles de estrógenos bajan, los fibromas se «encogen» y pueden llegar a no verse.

La mayoría de las veces, los fibromas no producen síntomas, por eso muchas mujeres no saben que los tienen hasta que el ginecólogo les hace una ecografía. Sin embargo, si son muy grandes o están en un lugar delicado (como fuera de la cavidad uterina), pueden causar reglas dolorosas con sangrado muy abundante, necesidad de orinar con frecuencia, presión en la parte inferior del abdomen, dolor de espalda, relaciones sexuales dolorosas o estreñimiento. En situaciones extremas, si están colocados por delante del feto pueden impedir el parto. Por ese motivo, a algunas mujeres con fibromas se les tiene que practicar una cesárea. También en casos muy extremos pueden hacer que te resulte difícil quedarte embarazada, pero —insisto— esto es muy poco frecuente.

Al ser benignos, la mayoría de los fibromas no necesitan tratamiento. En caso de que las molestias que producen te impidan llevar una vida normal o si el médico detecta que están creciendo demasiado rápido, podrían extraerse quirúrgicamente.

La operación por la cual el médico extrae los fibromas se llama *miomectomía*. Esta operación no afecta al útero y no te impedirá quedarte embarazada. Además, es muy sencilla, porque la mayoría de las veces se puede hacer mediante laparoscopia, introduciendo instrumentos muy pequeños en el útero a través de un pequeño corte en el abdomen que ni siquiera te dejará cicatriz. La miomectomía sirve para eliminar los síntomas que provocan los fibromas: dolor, reglas abundantes, molestias al orinar, etc. En algunos casos incluso puede mejorar la fertilidad. También pueden extraerse mediante una histeroscopia.

Hay medicamentos que pueden ayudar a que los fibromas no crezcan. Se trata de fármacos hormonales que hacen que disminuyan tus niveles de estrógenos. De todos modos, este tratamiento tiene efectos secundarios como sofocos, sequedad vaginal o pérdida de calcio en los huesos, por lo que solo se puede tomar durante un máximo de seis meses. Desde hace relativamente poco tiempo, también disponemos de otros fármacos que modulan la forma en que las hormonas actúan sobre el útero, son muy eficaces en el tratamiento de los miomas y se pueden utilizar a largo plazo.

Otro tipo de tratamiento que se puede realizar para tratar los fibromas es la embolización. Consiste en encontrar la ubicación exacta del fibroma gracias a una radiografía y cerrar los vasos sanguíneos que lo rodean, de manera que no pueda «alimentarse» y así reduzca de tamaño o desaparezca. Es una intervención más sencilla que la miomectomía, ya que solo requiere pinchar el muslo o la ingle. De todos modos, este método no está recomendado a mujeres que quieran quedarse embarazadas, ya que durante el curso del embarazo es más complicado aplicarlo.

También se dispone de tratamientos poco invasivos como el denominado HIFU o la radiofrecuencia, que pueden hacer desaparecer el mioma sin necesidad de recurrir a cirugía y que no parecen alterar el curso de un embarazo posterior —sobre todo si hacemos referencia a la radiofrecuencia—.

## CONSEJOS PARA ALIVIAR LOS SÍNTOMAS DE LOS FIBROMAS

Si sabes que tienes fibromas y durante la menstruación sientes mucho dolor o sangras de manera excesiva, debes ir al médico.

Si el dolor es moderado, puedes seguir los siguientes consejos para aliviarlo:

- Descansa en un lugar cómodo.
- Utiliza una bolsa de agua caliente en el abdomen.
- Puedes tomar ibuprofeno o paracetamol, siempre y cuando no seas alérgica a uno de estos medicamentos.
- Toma alimentos ricos en hierro, como las carnes rojas, las verduras de hoja verde o los mejillones.

No existe ninguna manera de prevenir la aparición de fibromas en el útero, ni se conocen factores de riesgo ni hábitos de vida que favorezcan su formación.

## PÓLIPOS UTERINOS

A veces pueden formarse pequeños crecimientos en el endometrio, que como ya sabemos es el tejido que recubre el interior del útero. Al crecer pueden llegar a extenderse hacia el interior de la cavidad del útero. Se los conoce como *pólipos uterinos* o *pólipos endometriales*.

Estos pólipos suelen ser en su gran mayoría formaciones benignas que en ocasiones pueden producir molestias durante la menstruación o dificultar la fertilidad.

Pueden tener una forma esférica u ovalada, y medir desde pocos milímetros hasta varios centímetros de diámetro. Los más pequeños podrían compararse con una semilla de sésamo y los más grandes con una pelota de golf. En la consulta, nos encontramos con casos en los que se ha formado un solo pólipo y otros casos en los que aparecen varios.

Estos pólipos, aunque causan molestias, en muy pocas ocasiones son cancerosos. El principal problema que producen es el sangrado abundante durante la menstruación o, dependiendo del tamaño y de la localización, que impidan a la mujer quedarse embarazada.

Las mujeres entre cuarenta y cincuenta años son las que tienen más posibilidades de desarrollar pólipos, ya que son muy poco habituales en las mujeres más jóvenes. También pueden aparecer después de la menopausia.

Los principales factores de riesgo para desarrollar este problema son el sobrepeso y la hipertensión, por lo que llevar una vida saludable, seguir una dieta sana y hacer ejercicio regularmente reducen considerablemente las posibilidades de padecerlo.

No se conoce la causa exacta de la formación de los pólipos, aunque es muy probable que tenga que ver con los cambios hormonales, especialmente con los estrógenos, que intervienen en el engrosamiento del útero durante el ciclo menstrual.

Los pólipos solo pueden detectarse en una revisión ginecológica, aunque hay ciertos síntomas que pueden alertarnos de su presencia:

- reglas irregulares
- sangrado más abundante de lo normal durante la menstruación
- sangrado entre periodos
- flujo abundante o sangrado durante la menopausia
- dificultad para quedarse embarazada

Entre estos, los síntomas más habituales son el sangrado excesivo durante la menstruación, el sangrado entre periodos y el sangrado después de la menopausia.

Para confirmar la presencia de pólipos se realiza una ecografía, que permite detectarlos y conocer su tamaño.

Si el médico determina que tienes pólipos, lo más habitual es que realice una histeroscopia para extraerlos. La mejoría se nota casi inmediatamente, pero siempre será necesario hacer un seguimiento regular con el médico para asegurarse.

Como ya he dicho, la mayoría de los pólipos son benignos (más del 99 %), pero cuando el médico te extraiga los pólipos realizará un análisis para asegurarse de que no haya presencia de células cancerosas.

## ENDOMETRIOSIS, LA ENFERMEDAD SILENCIOSA Y DESCONOCIDA

La endometriosis se manifiesta con un dolor anormal durante el ciclo menstrual. Como no me canso de insistir, si la regla te duele de forma anormal, debes acudir a tu médico lo antes posible.

Un dolor anormal sería el que, en una escala del 1 al 10, siendo 1 ausencia de dolor y 10 el máximo dolor que podrías soportar, calificarías con un 4 o más.

Se calcula que una de cada diez mujeres sufre endometriosis. Se manifiesta como un dolor intenso durante la menstruación que se extiende por la pelvis, el abdomen o la espalda, con sangrado abundante y, a veces, pérdida de sangre entre periodos. También puede producir dolor con las relaciones sexuales o esterilidad.

Como ya sabes, el endometrio es la capa que recubre el interior del útero y que, si te quedas embarazada, crecerá para acoger y alimentar al óvulo fecundado. Cuando no hay embarazo, esta capa se desprende y da lugar a la sangre de la regla. La endometriosis aparece cuando el endometrio crece de manera anormal fuera del útero. Puede extenderse a los ovarios, las trompas de Falopio, la vejiga o incluso los intestinos. Este endometrio sangra también durante la menstruación, lo que hace que la regla sea muy dolorosa, hasta el punto que muchas mujeres no pueden llevar una vida normal cuando la padecen, ya que el dolor las obliga a guardar cama y tomar medicamentos.

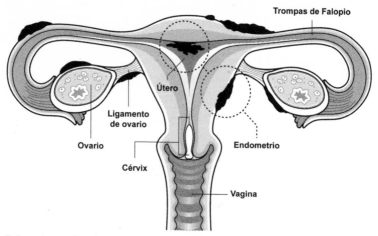

En la endometriosis, el endometrio se extiende fuera de la cavidad uterina.
*Fuente*: https://generaciondospuntocero.com/la-informacion-es-poder-ante-la-violencia-obstetrica/

La endometriosis no afecta a todas las mujeres del mismo modo, ya que todo depende de dónde se haya formado el tejido fuera del útero. De todos modos, los síntomas más habituales son los siguientes:

- dolor intenso o incluso incapacitante
- dolor durante las relaciones sexuales
- dolor en el intestino que puede empeorar al ir de vientre
- sangrados muy abundantes durante la menstruación
- pérdidas de sangre entre reglas
- cansancio

En algunos casos, esta enfermedad puede llegar a causar infertilidad, puesto que impide que los espermatozoides fecunden al óvulo.

No sabemos por qué se produce y, además, los síntomas son diferentes entre una mujer y otra. Lo que sí sabemos es que es una enfermedad que debe ser tratada.

Recuerda: hay que desterrar la idea de que «es normal que la regla duela». Una molestia puede ser normal, pero el dolor no lo es nunca, y menos aún si te obliga a guardar cama. Si el dolor durante la regla es muy intenso, acude a tu ginecólogo.

Una vez diagnosticada, la endometriosis se suele tratar con anticonceptivos hormonales, que regulan el ciclo menstrual y ayudan a que la regla duela menos. Normalmente este tratamiento se combina con analgésicos.

Si esto no es suficiente, puede ser necesario operar para eliminar el endometrio anormal. Normalmente es una cirugía muy poco invasiva, ya que se hace con laparoscopia. Este tratamiento, además de eliminar los síntomas, detiene el progreso de la enfermedad y mejora mucho la calidad de vida.

## OTROS PROBLEMAS RELACIONADOS CON EL ENDOMETRIO

La hiperplasia endometrial afecta a las glándulas del endometrio y a los vasos sanguíneos que hay en su interior, haciendo que el endometrio crezca excesivamente.

Al ser formaciones benignas, si no causan síntomas no tienen por qué tratarse. Si las molestias que causan te impiden llegar una vida normal, pueden extirparse fácilmente.

Por otra parte, las intervenciones quirúrgicas o las infecciones pueden provocar cicatrices en el endometrio que, a su vez, pueden causar distintos trastornos:

- falta de regla
- regla muy escasa
- dificultad para quedarse embarazada
- dolor menstrual

Para diagnosticar esta enfermedad, el médico utilizará el método de la histeroscopia o la histerosonografía. Si se confirma, el tratamiento más adecuado consiste en extraer las cicatrices o adherencias mediante una histeroscopia. Después de la operación, se suele colocar una prótesis que impide que se vuelvan a formar las cicatrices.

## INFLAMACIÓN DEL CÉRVIX

La cervicitis es la inflamación del cuello uterino. La causa suele ser una infección, aunque no siempre es así, ya que también puede deberse a una reacción alérgica al látex de los preservativos o algunos productos de higiene vaginal.

La mayoría de las veces, no hay ningún signo que indique que tienes cervicitis, de modo que normalmente se diagnostica cuando vas a hacerte la revisión ginecológica. Sin embargo, en ocasiones puede producir los síntomas siguientes:

- gran cantidad de flujo vaginal
- ganas de orinar frecuentemente
- dolor al orinar
- dolor durante las relaciones sexuales
- sangrado entre periodos menstruales
- sangrado vaginal después de las relaciones sexuales

Si tu flujo vaginal es inusual, sangras entre periodos y sientes dolor al mantener relaciones sexuales, debes acudir al médico.

El cuello uterino es como una barrera que protege el interior del útero de las infecciones y los agentes externos. Si el cuello del útero está inflamado, hay más riesgo de que entren las infecciones en el útero, por eso es importante que esta enfermedad sea tratada de forma adecuada.

Una de las causas más frecuentes de la cervicitis son las infecciones de transmisión sexual. Para prevenirlas, lo mejor es utilizar siempre el preservativo en tus relaciones sexuales.

## ENFERMEDADES DE LOS OVARIOS

### SÍNDROME DEL OVARIO POLIQUÍSTICO

El síndrome del ovario poliquístico (SOP) afecta sobre todo a mujeres de entre veinte y treinta años, aunque a veces puede afectar también a las adolescentes.

Se trata de un síndrome que afecta al periodo menstrual. En ocasiones, puede darse falta de regla, cuando uno de los óvulos no puede ser liberado. Al mes siguiente es posible que el problema no aparezca y te venga la regla de forma normal. Por eso, las mujeres con este trastorno suelen tener reglas irregulares o intermitentes. A veces, puede ser un motivo de infertilidad.

Otros síntomas frecuentes que produce el SOP son:

- vello corporal en el pecho, el abdomen, la cara o alrededor de los pezones
- acné en la cara y el cuerpo
- pliegues oscuros alrededor de las axilas, las ingles, el cuello o las mamas

Para diagnosticar el SOP, el médico primero te hará una serie de preguntas para ver si los síntomas que tienes encajan con la enfermedad. A continuación, realizará un examen pélvico, a fin de observar si hay alteraciones en los ovarios.

A través de un análisis de sangre, el médico comprobará también tus niveles de hormonas, ya que una consecuencia de esta enfermedad suele ser una alteración en su equilibrio.

Se ha comprobado que las mujeres con obesidad o problemas como la diabetes, la hipertensión o el colesterol alto tienen más posibilidades de padecer SOP. Por eso, la mejor manera de prevenir esta enfermedad es vigilar el peso corporal y llevar una vida sana, con una dieta equilibrada y realizando ejercicio físico regularmente.

Una de las formas de tratar esta enfermedad es equilibrando las hormonas con anticonceptivos orales. Esto ayudará a que los periodos sean más regulares y a que desaparezca el vello corporal y el acné.

## CUANDO LOS OVARIOS NO FUNCIONAN BIEN

La insuficiencia ovárica primaria o prematura (IOP) ocurre cuando los ovarios no producen cantidades normales de estrógeno y no liberan un óvulo cada mes, de manera que las reglas son irregulares. Además, la regla deja de aparecer antes de los cuarenta años.

Al empezar a fallar los ovarios, aparecen los típicos sofocos, la menstruación empieza a ser intermitente o desaparece y vuelve a aparecer mucho tiempo después. También se producen otros síntomas típicos de la menopausia, como la sequedad vaginal, la depresión, el insomnio y la dificultad para concentrarse.

Las causas de esta enfermedad en la mayoría de los casos son desconocidas. La quimioterapia y la radioterapia pueden afectar a las células y producirla. En ocasiones también se debe a un trastorno autoinmune, cuando el propio sistema inmunitario ataca a las células de los ovarios confundiéndolas con una amenaza.

Al producirse una menopausia prematura, hay riesgo de que aparezcan otros trastornos, como la osteoporosis, los problemas del corazón o la depresión. Si tienes esta enfermedad, es muy importante seguir una dieta sana y hacer ejercicio regularmente. Mantenerte sana y en forma es la mejor forma de prevenir las posibles consecuencias de este trastorno en tu salud.

Si tienes menos de cuarenta años y te ha dejado de venir la regla, debes acudir al ginecólogo a fin de descubrir la causa del problema. Para diagnosticar esta enfermedad, el médico te hará un análisis de sangre para conocer tus niveles hormonales y saber si los ovarios están funcionando correctamente.

El tratamiento más habitual para este trastorno es la terapia hormonal, que combina el estrógeno y la progesterona para que tu cuerpo recupere el equilibrio.

Otro problema relacionado con los ovarios, aunque poco frecuente, es la torsión ovárica. Aparece cuando uno de los ovarios se «retuerce», de forma que las venas y la arteria que llevan sangre hasta él quedan obstruidas.

Se trata de un problema que causa mucho dolor, además de fiebre y náuseas, y requiere cirugía para solucionarse.

Aunque se trata de un trastorno poco común, sabemos que es más habitual entre mujeres entre veinte y cuarenta años, es decir, en edad fértil, y que generalmente ocurre con más frecuencia en el ovario derecho.

La causa de esta torsión suele ser un quiste. En cualquier caso, si notas un dolor abdominal muy intenso que se extiende por la espalda o la ingle, tienes fiebre y náuseas, debes acudir a urgencias.

## PROBLEMAS EN LAS MAMAS

### DOLOR EN EL PECHO

Hay muchas causas posibles de un dolor en el pecho. Para poder diagnosticar la causa correcta, los ginecólogos clasificamos el dolor de pecho en dos tipos:

- Si tiene relación con el ciclo menstrual, lo llamamos *mastodinia*.
- Si no tiene relación con el ciclo menstrual, lo llamamos *mastalgia*.

Cuando el dolor tiene relación con el ciclo menstrual generalmente es por motivos hormonales. El dolor aparece entre uno y siete días antes de la regla, y desaparece después del periodo menstrual. Normalmente viene acompañado de otros síntomas relacionados con el síndrome premenstrual, como cansancio, cambios de humor, sensación de turgencia en los pechos o secreción por el pezón. Después de la menopausia, este tipo de dolor desaparece.

Si el dolor no tiene nada que ver con el ciclo menstrual las razones pueden ser muy diversas, desde un problema muscular, una desviación de la columna u otros problemas. Casi nunca se debe a un cáncer de mama.

Para averiguar la causa del dolor, el médico puede hacer una mamografía o una ecografía mamaria. Le ayudará que anotes en un calendario cuándo se produce el dolor, ya que esta información le servirá para saber si el problema está relacionado con el ciclo menstrual o no.

El tratamiento dependerá de la causa que provoque el dolor. Si no tiene relación con el ciclo menstrual, habrá que determinar el origen. Si se trata de un problema muscular o de la columna, el médico te derivará al traumatólogo.

En caso de que la causa sí esté relacionada con el ciclo menstrual, el médico puede recetarte un tratamiento con medicamentos hormonales o con antiinflamatorios. Perder peso y llevar un sujetador adecuado también puede ayudar a aliviar el dolor.

Hay ciertos geles que contienen hormonas y que pueden aplicarse en el pecho para atenuar el dolor, así como tomar aceite de onagra regularmente.

## CUANDO HAY INFLAMACIÓN

La mastitis es una inflamación de la mama. Está causada por una infección que afecta a los conductos de la leche. Ocurre con frecuencia después del parto, cuando se empieza a amamantar al bebé, pero también puede darse en cualquier otro momento durante la lactancia materna.

La mastitis se produce cuando la leche encuentra obstáculos para salir. Al quedarse atascada puede producir una inflamación y una infección. El estrés, dar el pecho con poca frecuencia o la mala postura del bebé al amamantar pueden ser algunas de las causas de la mastitis, pero la infección también puede producirse fuera de la época de lactancia.

La mastitis se nota cuando una parte del pecho está hinchada, sensible al tacto, caliente y enrojecida. Si hay infección puede ir acompañada de fiebre. Si notas algunos de estos síntomas, debes acudir al médico inmediatamente.

## DOLOR DE BARRIGA

Cuando el dolor de barriga dura seis meses o más, lo llamamos *dolor pélvico crónico*. Este dolor puede tener causas muy variadas y no siempre es sencillo averiguarlas.

El dolor puede ser intenso y constante o intermitente. A veces se manifiesta como punzadas repentinas o con una sensación de pesadez. Además, puede hacer que sientas dolor al mantener relaciones sexuales, al orinar o al llevar mucho rato sentada.

Como he insistido a lo largo de este libro, debes acudir al médico siempre que tengas un dolor que, en una escala del 1 al 10, califiques como más de 4. Y aún con más razón si el dolor permanece después de la regla.

Algunas de las causas del dolor pueden ser, entre otras, las siguientes:

- endometriosis
- problemas musculares o de la espalda
- una enfermedad de transmisión sexual
- síndrome de intestino irritable
- cistitis intersticial
- atrapamiento del nervio pudendo
- síndrome miofascial

Tu médico te ayudará a determinar el origen del dolor y te dará el tratamiento adecuado.

## ESTERILIDAD E INFERTILIDAD

Aunque estas dos palabras suelen usarse como sinónimos, en medicina no tienen el mismo significado.

Por un lado, la esterilidad es la incapacidad para concebir tras un año de relaciones sexuales frecuentes y sin métodos anticonceptivos, y puede afectar tanto a hombres como a mujeres. En cambio, la infertilidad solo afecta a las mujeres, pues es la incapacidad de llevar a término un embarazo. Es decir, sí que hay embarazo pero se interrumpe involuntariamente antes del nacimiento.

Hay diversos factores que influyen en la capacidad de la mujer de quedarse embarazada:

- **El cuello del útero presenta problemas anatómicos:** los espermatozoides deben atravesar el cuello del útero para llegar hasta el óvulo. Si esta parte del cuerpo tiene alguna malformación o presenta pólipos o quistes, podría impedir la entrada de los espermatozoides.

- **El útero y el endometrio no están sanos:** si hay miomas, cicatrices o malformaciones, podría ser difícil que el óvulo fecundado se implantase en el útero.
- **Las trompas de Falopio tienen alguna alteración o infección:** si las trompas se inflaman, podrían quedar obstruidas.
- **No hay ovulación:** cualquiera de las enfermedades de los ovarios de las que hemos hablado con antelación podría provocar que no se produjera la ovulación.
- **Sus hábitos:** el estrés, la mala alimentación o la práctica intensa de algunos deportes.

Los médicos clasificamos los tipos de infertilidad y esterilidad en cuatro grupos:

- **Infertilidad primaria:** cuando la mujer consigue un embarazo, pero este no ha llegado a término nunca, ya que siempre se produce un aborto.
- **Infertilidad secundaria:** cuando después de un embarazo normal, la mujer vuelve a quedarse embarazada pero no consigue que esos nuevos embarazos lleguen a término.
- **Esterilidad primaria:** si después de un año de mantener relaciones sexuales la pareja no consigue el embarazo deseado.
- **Esterilidad secundaria:** cuando la pareja ya tiene hijos, pero no logran que vuelva a producirse un embarazo después de estar intentándolo durante un año.

Dependiendo de cuál sea la causa de la infertilidad o esterilidad que el médico identifique, te recomendará un tratamiento adecuado para ti.

# LA SALUD DEL SUELO PÉLVICO

Cuando los músculos del suelo pélvico se debilitan, dejan de sostener adecuadamente el útero y hacen que este se deslice hacia la vagina, se produce lo que los médicos llamamos *prolapso uterino*.

Aunque al tratarse de un problema de debilidad muscular se podría pensar que es una enfermedad más propia de una edad avanzada, el prolapso uterino o genital puede ocurrir en cualquier momento de la vida. De todos modos, es más frecuente en mujeres posmenopáusicas que han tenido varios partos.

Este trastorno no suele causar ningún síntoma, pero en algunos casos puede producir sensación de pesadez en la pelvis y problemas de pérdidas de orina, lo cual disminuye bastante la calidad de vida. También puede causar problemas de estreñimiento o molestias en la zona de los genitales, así como dificultades para mantener relaciones sexuales. Si tienes alguno de estos síntomas, consulta con tu ginecólogo, que te recomendará el tratamiento adecuado.

El prolapso se debe a un debilitamiento de los músculos, que puede ser causado por el embarazo, un parto difícil, el sobrepeso, los problemas digestivos crónicos o un esfuerzo intenso. En algunos casos, al «descolgarse» los músculos que sujetan el útero, el tejido interior de la vagina podría salir hacia el exterior, lo cual es muy molesto y doloroso.

Una manera de evitarlo es practicar los ejercicios de Kegel regularmente, ya que están específicamente pensados para fortalecer el suelo pélvico, sobre todo después de dar a luz.

## LOS EJERCICIOS DE KEGEL: CÓMO HACERLOS PASO A PASO

Los ejercicios de Kegel sirven para tonificar la musculatura del suelo pélvico y así prevenir pérdidas de orina y poder disfrutar de relaciones sexuales más satisfactorias.

Los ejercicios consisten en hacer contracciones de la musculatura del suelo pélvico a diferentes ritmos e intensidades. Si el suelo pélvico ha perdido su fuerza, pueden ayudarte a recuperarla.

El suelo pélvico es el conjunto de músculos y ligamentos que cierran la cavidad abdominal y mantienen los órganos pélvicos en su sitio (vejiga, útero, vagina y recto) para que funcionen correctamente. La debilidad en esta musculatura puede provocar un prolapso del útero.

A continuación, explicaremos paso a paso cómo se deben realizar estos ejercicios:

1. Sentada en una silla, sepárate del respaldo, apoya los pies completamente en el suelo y estira la espalda. Sin mover el pecho, mueve la pelvis apoyando en la silla la zona vaginal (delantera) y después la zona anal (posterior). Al apoyar la parte anterior notarás que se curva la espalda hacia delante y al apoyar la parte posterior se curva la espalda hacia detrás.

2. Respirando profundamente, apóyate en la zona vaginal y haz como si te aguantaras la orina durante diez segundos, notando cómo trabaja la parte que está en contacto con la silla. Relaja el músculo y luego repite este paso diez veces.

3. A continuación, siéntate sobre la zona del ano y contráelo durante diez segundos mientras respiras, sintiendo el contacto con esta zona. Relaja el músculo y luego repite este paso diez veces.

4. Apóyate en la zona intermedia (perineo) y contráela durante diez segundos. Relaja el músculo y luego repite este paso diez veces.

5. Por último, en la misma posición, realiza contracciones rápidas que duren un segundo llevando las tres zonas que has trabajado antes hacia arriba y asegurándote

de que te relajas completamente tras cada contracción. Realiza tres series de cinco contracciones rápidas y descansa un minuto entre cada serie.

## OTRAS FORMAS DE PREVENCIÓN

Puede resultar beneficioso beber mucho líquido y seguir una dieta adecuada para combatir el estreñimiento, ya que el esfuerzo a la hora de defecar podría causar una distensión muscular que provocara el prolapso. Tener un peso saludable es otra de las maneras de prevenir este problema. También es conveniente mantener una buena postura corporal y tener cuidado al levantar objetos pesados del suelo.

## FORMA CORRECTA DE LEVANTAR PESOS DEL SUELO

Estas son las pautas básicas para levantar pesos del suelo sin provocar distensiones musculares. Síguelas y no te harás daño:

1. Es más fácil levantar el peso si el objeto está cerca de tu cuerpo.
2. Asegúrate de que tienes control sobre el objeto que vas a levantar.
3. Separa los pies a la misma distancia que hay entre tus hombros (no debes levantar pesos con los pies juntos).
4. Dobla las rodillas y mantén la espalda recta.
5. Levanta el objeto con la espalda recta.

## INFECCIONES GENITALES

Hay muchas infecciones que pueden afectar a los órganos genitales. La manera de identificarlas es a través de los síntomas que provocan.

Por lo general, una infección produce dolor, inflamación y fiebre. Si tienes estos síntomas, debes acudir inmediatamente al médico, que hará una exploración y, si es necesario, te hará también un análisis de sangre y una citología para poder analizar tus mucosas y células cervicales. Dependiendo del tipo de infección, te recetará un tratamiento a base de antibióticos o de antifúngicos.

En algunos casos, y dependiendo del origen de la infección, es posible que el médico te recomiende utilizar preservativo en tus relaciones sexuales, para evitar contagiar a tu pareja.

## INFLAMACIÓN DE LA VAGINA

Llamamos *vaginitis no infecciosa* a la inflamación que se produce en la vagina o vulva sin que haya infección. Puede deberse a una reacción alérgica o al uso de productos de higiene que irriten la vagina. Llevar ropa muy ajustada o la falta de higiene también pueden producir vaginitis.

Los síntomas más habituales son dolor en la pelvis, picor y exceso de flujo.

Es habitual en la menopausia, cuando debido al descenso de los estrógenos hay sequedad vaginal, lo que consecuentemente puede llevar a una inflamación al mantener relaciones sexuales. Para resolverlo, recetamos cremas lubricantes a base de estrógenos que alivian las molestias y facilitan el coito.

Si tienes alguno de estos síntomas, acude a tu ginecólogo, que descartará la posibilidad de infección y te recetará el tratamiento más adecuado para ti.